AF649752

Stell dir vor, du hast deine Tage und keine Probleme mehr damit, sondern einfach mehr Energie!
Mit diesem liebevoll gestalteten Zyklus-Journal kannst du nicht nur alles rund um deinen Zyklus festhalten, sondern du erfährst auch, wie du ihn mit der Vier-Jahreszeiten-Methode in eine Quelle positiver Energie und Kreativität umwandelst.

Das ist alles drin:

- Eintrageseiten für jeden Zyklustag
- Wissenswertes zu den Themen Ernährung, Heilkräuter, Sport, Körperzeichen, Arbeit und Selbstfürsorge
- Rezepte, die dich durch die einzelnen Zyklusphasen begleiten
- DIY-Projekte zum Entspannen oder Durchpowern
- Ausmalbilder zum Entspannen
- Fazitseiten für dich selbst

ZYKLUS Journal

ANNE LIPPOLD
ZYKLUSEXPERTIN

DIESES BUCH GEHÖRT

VORWORT

Fühlst du dich deinem Zyklus ausgeliefert oder weißt du gar nicht so genau, wie er dich an den Tagen ohne Periode beeinflusst? Fragst du dich manchmal: Kommt das jetzt durch den Zyklus oder steckt etwas anderes dahinter? Mit diesem Zyklus-Journal wirst du all die Fragezeichen im Kopf beantworten können.

Der Menstruationszyklus sorgt jeden Tag für einen anderen Hormonhaushalt. Es ist also nur natürlich, dass du dich im Laufe des Zyklus immer wieder anders fühlst und sich deine körperliche Leistungsfähigkeit und deine Bedürfnisse verschieben.
Indem du dich mit diesem Zyklus-Journal selbst beobachtest, lernst du nicht nur den Einfluss der Hormone auf dich kennen, sondern ihn auch für dich zu nutzen. Denn auch wenn es so scheint, als wenn es „gute" und „schlechte" Zyklusphasen gibt: In jeder Zyklusphase kannst du etwas besonders gut. Mit diesem Buch findest du heraus, was das bei dir ist!

Es geht hier nicht darum, den Leistungsdruck zu erhöhen und dich noch weiter zu optimieren, sondern dein Wohlfühlen mit dem eigenen Körper zu verbessern. Wenn du dich mit deinem Zyklus unwohl fühlst oder gar unter Menstruationsbeschwerden leidest, färbt das auf deine Stimmung und alle Lebensbereiche ab. Sobald du jedoch verstehst, was in dir passiert, und merkst, dass du aktiv etwas für deine Zyklusgesundheit tun kannst, wird sich deine Lebensqualität steigern.

In diesem Buch bekommst du Tipps, wie du deine individuellen Zyklusbeschwerden gezielt lindern kannst, und du findest Rezepte für jede Zyklusphase. Denn Ernährung ist eine der größten Stellschrauben für sorgenfreie Zyklen. Mit den sorgfältig ausgewählten DIYs und den Ausmalbildern kannst du für Entspannung und schöne Momente sorgen, denn was dir guttut, hilft immer auch deiner Zyklusgesundheit.

Ich wünsche dir ganz viel Spaß mit diesem Journal!

Anne

Deine Anne

Zyklus Journal

INHALT

Zyklus 4

SPORT

Zyklus 5

ARBEIT

Zyklus 6

KÖRPERZEICHEN

Zyklus

WIE DEIN ZYKLUS FUNKTIONIERT

Ein gesunder Zyklus ist zwischen 23 und 35 Tage lang. Ein Ausrutscher pro Jahr und Schwankungen von Zyklus zu Zyklus sind völlig normal und zeigen nur, dass dein Körper auf deine Lebensumstände reagieren kann. Die Periode sollte zwischen 3 und 6 Tage dauern, an mindestens einem Tag rotes Blut zeigen und zwischen 25 und 80 ml umfassen. Da die Menstruation für deinen Körper anstrengend ist, darfst du dich währenddessen leicht erschöpft fühlen. Dass die Muskulatur in deinem Bauch arbeitet, kannst du an einem Ziehen oder Druckgefühl spüren. Sobald du aber von Schmerzen sprichst oder dich die Periode richtig lahmlegt, ist das nicht mehr normal. In diesem Buch findest du viele Tipps, was du dann tun kannst.

Ein gesunder Zyklus hat außerdem einen Eisprung, der zwischen 10 und 16 Tage vor Beginn der nächsten Periode stattfinden sollte.

MERKMALE EINES GESUNDEN ZYKLUS

- ☑ Zykluslänge zwischen 23 und 35 Tagen
- ☑ Periodenlänge zwischen 3 und 5 Tagen
- ☑ Blutung umfasst 25 bis 80 ml
- ☑ Menstruation ist beschwerdefrei
- ☑ Eisprung vorhanden
- ☑ Zwischen Eisprung und nächster Menstruation liegen mindestens 10 Tage

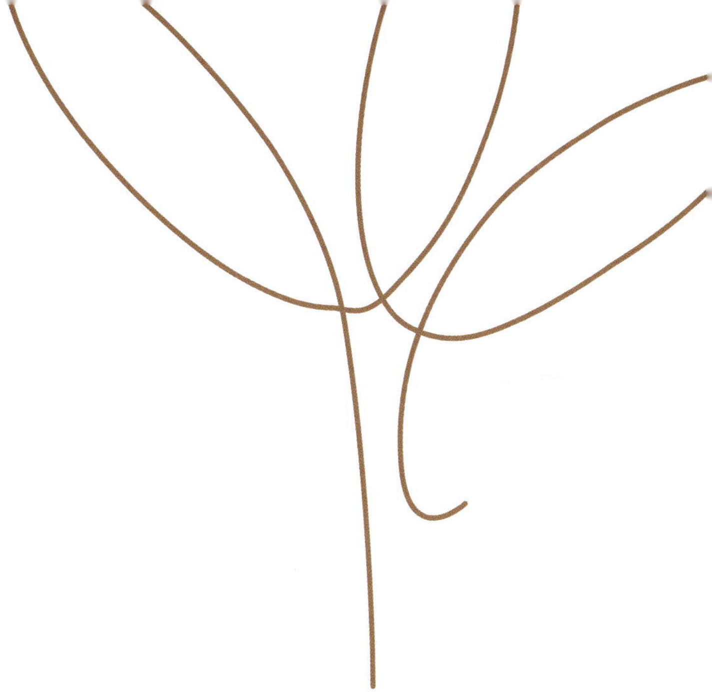

Sowohl die Länge des Zyklus als auch ob bzw. wann ein Eisprung stattfindet, wird von deinem Gehirn festgelegt. Wenn es ausreichend mit Nährstoffen versorgt ist und das Stresslevel sich im Rahmen hält, sendet dein Gehirn das Hormon FSH an deine Eierstöcke. In diesen reifen daraufhin Eizellen heran. Bekommt dein Gehirn zu viele Hunger- oder Stresssignale, stoppt es die Ausschüttung von FSH und die Eireifung pausiert. Dadurch verschiebt sich nicht nur der Eisprung, sondern auch die darauf folgende Periode. Zu Stress zählt hier übrigens neben emotionalem und mentalem Stress auch körperlicher Stress wie ein hohes Sportpensum, Schlafmangel oder die Überforderung der Leber mit Alkohol oder anderen Schadstoffen aus deiner Ernährung und Umwelt.

Um einen Eisprung auszulösen, sendet dein Gehirn das Hormon LH an die Eierstöcke, und auch dieser Zeitpunkt wird beeinflusst vom Stresslevel im Körper.

> Wie lang dein Zyklus ist und ob er die Kriterien für gesunde Zyklen erfüllt, ist also abhängig davon, wie viel Stress und Hunger in deinem Gehirn ankommen.

Deshalb ist dieses Zyklus-Journal gut bestückt mit leckeren Rezepten für deinen Zyklus und tollen Ideen zum Basteln und Entspannen.

Du siehst: Dein Zyklus ist deutlich mehr als nur die Periode. Genau genommen ist die Menstruation noch nicht einmal das wichtigste Ereignis im Zyklus, sondern der Eisprung: Ohne Eisprung würde es keine Menschen geben - ohne Menstruation schon.

Biologisch teilt man den Zyklus in zwei Phasen ein. Die Zeit vor dem Eisprung heißt Eireifungsphase und beinhaltet auch die Periode. Die Zeit nach dem Eisprung heißt Gelbkörperphase. In jeder dieser Phasen dominiert ein anderes Hormon.

In der Eireifungsphase steigt das Östrogen in deinem Körper; in der Gelbkörperphase ist es das Progesteron. Diese Hormone wirken nicht nur in deinen Eierstöcken, sondern docken in all deinen Organen an - auch in deinem Gehirn! **Östrogen** schenkt dir u.a. schöne Haut, Haare und Nägel. Es stärkt außerdem dein Herz, deine Knochen und hilft, Muskeln aufzubauen. Es steigert deinen Spaß an Bewegung, sorgt für selbstbewussteres Auftreten und kurbelt deine Libido an. **Progesteron** ist dagegen eher ein Chill-Hormon: Es entspannt deine Muskulatur, beruhigt deine Nerven und hemmt Entzündungen. Gleichzeitig macht es dich eher müde und sorgt dafür, dass sich dein Bewegungsradius verkleinert. Dass viele Frauen in der Progesteronzeit vor der Periode mit heftigen Stimmungsschwankungen und innerer Unruhe zu kämpfen haben, liegt meistens daran, dass ihr Progesteron nicht ausreichend zum Wirken kommt.

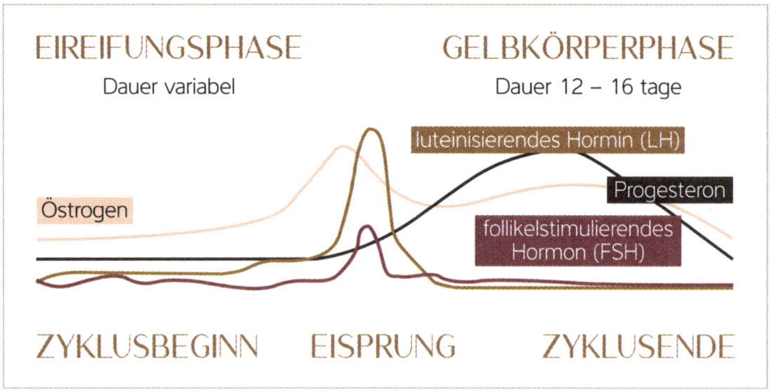

Der Wechsel von der Östrogen- zur Progesteronphase in dir geschieht nicht von heute auf morgen, sondern ist ein fließender Übergang. Jeden Tag im Zyklus hast du einen anderen Hormonspiegel. Die biologische Einteilung in zwei Zyklusphasen ist deshalb zu grob, um ein gutes Gespür für deine körperlichen, mentalen und emotionalen Veränderungen im Laufe des Zyklus zu bekommen.

In diesem Zyklus-Journal benutzen wir stattdessen das **Vier-Jahreszeiten-Modell**. Dieses teilt den Zyklus in vier Phasen und ist deutlich anschaulicher, wodurch es dir noch leichter fällt, deinen eigenen Zyklus kennenzulernen. Es besagt, dass du innerhalb eines Zyklus alle vier Jahreszeiten durchläufst. **Wie in den „echten" Jahreszeiten verschieben sich in den „inneren" Jahreszeiten deine Wünsche und Bedürfnisse.**

Der INNERE WINTER entspricht deiner Periode. Wie im echten Winter verbringst du diese Zeit wahrscheinlich lieber drinnen statt draußen und dir tut Wärme von außen gut - also Körnerkissen, dicke Socken und warme Speisen und Getränke. **Statt viel Action darf es lieber gemütlich und ruhig sein.**

Ist die Periode zu Ende, kommen mit dem INNEREN FRÜHLING deine Kraft, dein Antrieb und deine Motivation zurück. Wie im echten Frühling möchtest du mehr nach draußen gehen und Zeit unter Leuten verbringen. So wie im Frühling die Blumen sprießen und Vögel zwitschern, **entstehen in dir Ideen und es steigert sich dein Mitteilungsbedürfnis.**

Zum INNEREN SOMMER - der Zeit um den Eisprung - ist es ein fließender Übergang. Während im äußeren Sommer die Nächte kurz sind, brauchst du im inneren Sommer am wenigsten Schlaf. **Die hohe Menge an Östrogen schenkt dir nicht nur körperlich viel Kraft, Tatendrang und Umsetzungsstärke**, sondern macht dich auch in deiner Außenwirkung messbar attraktiver.

Steigt nach dem Eisprung die Progesteronkonzentration an, wechselst du in den INNEREN HERBST. Dieser kann sowohl schöne Altweibersommertage haben als auch heftige Herbststürme mit sich bringen. Da Progesteron deine Körpertemperatur erhöht, ist dein Körper in einem höheren Erregungszustand und deine Emotionen kommen schneller und intensiver. **Dadurch merkst du vor allem, was dir an deinem Umfeld alles nicht passt und ob deine Grenzen überschritten wurden.**

In welcher inneren Jahreszeit du gerade bist, erfährst du nicht durch Tagezählen; denn jeder Zyklus kann eine andere Länge haben. Mit diesem Zyklus-Journal wirst du für dich herausfinden, wie sich die Jahreszeiten bei dir körperlich und emotional bemerkbar machen. Die meisten Frauen werden sich in meiner Beschreibung wiederfinden, doch am Ende zählt deine ganz persönliche Wahrnehmung: **Jeder Mensch ist anders und deine Lebenssituation ist hoch individuell.** Deshalb können sich auch die Zyklusphasen bei dir anders äußern als bei deiner besten Freundin. Also sei neugierig auf deinen ganz individuellen und persönlichen Zyklus!

Wenn du noch mehr zum Vier-Jahreszeiten-Modell erfahren möchtest, habe ich eine Überraschung für dich: Auf www.fraulichkeit.de/journal warten kostenlose Boni und Videos zum Einfluss von Zyklushormonen auf dich und wie du dir das Vier-Jahreszeiten-Modell zunutze machen kannst.

Journal

WIE DIESES BUCH FUNKTIONIERT

WAS DIR DAS ZYKLUS-JOURNAL BRINGT

Dank des letzten Kapitels weißt du, wie der Zyklus biologisch funktioniert. **Doch wie wirkt er sich ganz konkret bei dir aus? Und was genau beeinflussen deine Hormone alles?** Fast jedes deiner Organe hat Rezeptoren für Zyklushormone, sodass es nur natürlich ist, wenn sich neben deinem Körper auch dein Wahrnehmen, Denken und Fühlen im Zyklus verändert.

Leider wurde vielen von uns beigebracht, wir müssten jeden Tag gleich ticken, um verlässlich zu sein. Ich empfand deshalb meine Stimmungs- und Leistungsschwankungen als unerträglich. Denn ich verstand sie nicht und konnte nicht richtig mit ihnen umgehen.

Mit dem Zyklus-Journal lernst du genau das: Du erkennst den Einfluss deines Zyklus auf dich und bekommst gleichzeitig Tipps, wie du besser damit klarkommst. Zu sehen, dass dein Zyklus im Großen und Ganzen so abläuft, wie er sollte, kann unglaublich beruhigend wirken. Merkst du, dass schon einiges an deinem Zyklus „richtig" ist, kannst du daraus Motivation und Mut schöpfen, deine Zyklusgesundheit in die Hand zu nehmen und aktiv etwas gegen Beschwerden zu tun. Erkennst du Regelmäßigkeiten in deinem Zyklus, kannst du dich außerdem auf die Zyklusphasen vorbereiten und zyklusbedingte Veränderungen an dir gelassener nehmen. Denn du weißt: Nichts ist für immer. Sobald du verstehst, was in dir abläuft und woher manche Empfindungen kommen, kannst du zudem aufhören, an dir zu zweifeln. **Es ist ok, wenn sich deine Bedürfnisse, Wünsche, Grenzen und Meinungen je nach Zyklusphase verändern.** Das bedeutet nicht, du wüsstest nicht, was du willst, oder dass du unfähig bist. Es zeigt einfach nur, dass du Emotionen zeigen kannst und deinem Körper erlaubst, Grenzen zu setzen. Lernst du dann noch deine jeweiligen Stärken in den einzelnen Zyklusphasen kennen und für dich zu nutzen, kannst du nicht nur Kräfte sparen, sondern auch mehr Lebensqualität genießen: Eine Tätigkeit geht dir viel leichter von der Hand, wenn du sie in der Zyklusphase erledigst, in der dir genau danach ist.

WIE DU DAS ZYKLUS-JOURNAL NUTZEN KANNST

Dieses Journal ist für sechs Zyklen ausgelegt und behandelt in jedem Zyklus ein anderes Fokusthema. Jeder Zyklus startet mit einem kleinen Infoteil, in dem du passend zum Fokus Hinweise für die vier Zyklusphasen bekommst.

Zum Start eines jeden Zyklus kannst du eine Intention festlegen. Setze dir auf der Seite „Beginning" konkrete Ziele für den Zyklus und bereite dich auf die nächsten Wochen vor. Dann weißt du, worauf du bei den Tagesseiten deine Aufmerksamkeit richten darfst.

Anschließend kannst du jeden Tag eine Seite ausfüllen:

- Kreuze in der oberen Ecke an, nach welcher **inneren Jahreszeit** es sich gerade anfühlt
- **Zyklustag und Datum** machen Veränderungen später leichter für dich nachvollziehbar
- Die **ausgewählten Icons** erlauben dir ein schnelles Festhalten von Beobachtungen, die dir wichtig sind, wie z.B. Mondphase, Wetterlage, vorherrschende Stimmung, Anzahl gebrauchter Periodenprodukte, Stärke von Libido und gefühlter Leistungsfähigkeit, sowie häufigen Beschwerden wie Hautproblemen, Kopfschmerzen, Brustsyndrom, Unterleibskrämpfen, Verdauungsbeschwerden und PMS oder Heißhungerattacken.

Natürlich kannst du die Liste mit weiteren Icons ergänzen, die dir wichtig sind, wie z.B. die Anzahl koffeinhaltiger Getränke oder dein Sportpensum.

Die Fragenfelder kannst du mit Fließtext, Schlagworten oder Skizzen ausfüllen. Halte möglichst auch an Tagen mit wenig Zeit drei Schlagwörter oder Kürzel fest. Liegt das Journal gut sichtbar auf deinem Nachttisch, kannst du es nicht vergessen, und bist du unterwegs, nutze die Notizenapp in deinem Handy und übertrage es später. Da sich dein Zyklus jeden Tag verändert, wird es dir schon wenige Tagen später schwerfallen, dich an alles richtig zu erinnern.

Mit der ersten Frage der Tagesseite kristallisieren sich über die nächsten Monate hinweg **deine Stärken und Qualitäten der einzelnen Zyklusphasen** heraus.

Zu den emotionalen Themen kannst du dich z.B. fragen:

- Habe ich heute Lust auf Gesellschaft oder auf Allein-sein?
- Ist meine Stimmung stabil oder wechselhaft?
- Wie lebe ich meine Gefühle aus?
- Fühle ich mich wohl in meiner Haut?

Auf **mentaler Ebene** kannst du beobachten:

- Welche Aufgaben und DIYs gehen mir heute leicht von der Hand?
- Kann ich mich konzentrieren oder bin ich leicht abzulenken?
- Bin ich eher kreativ oder strukturiert?
- Fühle ich mich belastbar oder überfordert?
- Wie hoch ist mein Stresslevel?
- Wie laut ist meine innere Kritikerin?

Bei **deinem Körper** kannst du z.B. darauf achten:

- Welche körperlichen Veränderungen bemerke ich, z.B. Brüste, Haut, Zervixschleim oder Muttermund?
- Wie steht es um mein Kräfteniveau, meinen Appetit und meine Verdauung?
- Auf welche Lebensmittel habe ich Heißhunger?
- Wie viel Koffein und Wasser habe ich getrunken?
- Wo in mir fühle ich Anspannung?
- Welche Art von Bewegung fühlt sich jetzt gut an?
- Wie habe ich geschlafen?

TIPP **Denke dir für wiederkehrende Themen markante Symbole aus oder nutze Kürzel wie z.B. S für Schlaf und H für Hunger und zeichne dahinter einen Pfeil nach unten oder nach oben für wenig bzw. viel.**

Da uns nicht nur der Zyklus beeinflusst, sondern auch Streit, Stress, Krankheiten, Urlaube usw., empfehle ich, auch diese Ereignisse täglich festzuhalten. Manchmal ist es beruhigend zu sehen: **Der Zyklus ist nicht an allem schuld**.

Zwischen den Eintrageseiten findest du immer wieder Faktenkästen mit Tipps zur jeweiligen Zyklusphase sowie Rezepte, DIY-Anleitungen und Ausmalbilder. An den Symbolen erkennst du, zu welcher Zyklusphase diese besonders gut passen, weil z.B. in den Speisen Inhaltsstoffe enthalten sind, die dein Körper jetzt vermehrt braucht oder weil die Beschäftigung zur vorherrschenden Stimmung in dieser inneren Jahreszeit passt. Da jede Frau und jeder Zyklus ein wenig anders tickt, kannst du dich aber auch in anderen Zyklusphasen damit beschäftigen. **Vertraue deinem Bauchgefühl und gönne dir, wonach dir gerade wirklich ist.**

Wenn ein Zyklus zu Ende ist, schließe ihn mit einem Fazit ab. Trägst du deine wichtigsten Beobachtungen in der Zyklus-Übersicht zusammen, hast du alles auf einen Blick und kannst **leichter Zusammenhänge entdecken**, z.B. ob deine Stimmung eher von der Zyklusphase oder vom Wetter abhängig ist. Du kannst in die Kästen Kreuze setzen oder Icons malen, die Kästen mit Farben für gut / neutral / schlecht ausmalen oder sie für viel / mittel / wenig unterschiedlich hoch ausfüllen.

Am Ende des Journals hast du die Möglichkeit, alle Zyklen miteinander zu vergleichen und deine Erkenntnisse zu den inneren Jahreszeiten zusammenzutragen.

Noch mehr Ideen, wie du dieses Journal für dich nutzen kannst, Infos über den Einfluss deines Zyklus auf deinen (Arbeits-) Alltag und über deine Möglichkeiten, deine Zyklusgesundheit aktiv selbst zu gestalten, erhältst du als Boni zum Buch auf www.fraulichkeit.de/journal

Die Vorlagen zu den DIYS in diesem Buch findest du
in der Digitalen Bibliothek unter
www.topp-kreativ.de/digibib.
Der Freischaltcode befindet sich im Impressum.

Heilkräuter und Tees

ZYKLUS 1

In jeder Zyklusphase können die unterschiedlichsten Beschwerden auftreten. Heilkräuter sind hier eine tolle Möglichkeit, flexibel die jeweiligen Symptome anzugehen, ohne gleich eine ganze Apotheke zu Hause haben zu müssen. Im Gegensatz zu Medikamenten kannst du Heilkräuter flexibel dosieren und deshalb ohne schlechtes Gewissen auch bei sehr leichten Beschwerden einsetzen. Manchmal reicht schon eine einzige Tasse Kräutertee, um ausreichend Linderung zu verspüren. Während Medikamente meist nur einen Wirkstoff enthalten, beinhalten Heilkräuter Wirkstoffkomplexe, die gegenseitig ihre Wirkung verstärken und Nebenwirkungen reduzieren können. Doch Vorsicht: Auch mit Heilkräutern kannst du dich überdosieren, v.a. wenn du sie nicht als Tee, sondern als Pflanzenauszüge zu dir nimmst.

INNERER FRÜHLING

- Ausgleichend: Frauenmantel
- Stimmungen: Engelwurz, Hanfblätter
- Leberstärkend: Schafgarbe, Löwenzahn

INNERER WINTER

- Blutungsstillend: Hirtentäschel
- Entkrampfend: Schafgarbe, Beifuß, Kamille, Thymian, Wilde Yamswurzel
- Schmerzlindernd: Thymian, Wilde Yamswurzel

INNERER SOMMER

- Eisprungfördernd: Rotklee, Rosmarin, Basilikum, Holunder, Eisenkraut
- Erfrischend: Minze, Melisse (Achtung: Minze und Pfefferminze können beim Stillen den Milchfluss beeinträchtigen)

INNERER HERBST

- Hitzewallungen: Salbei, Minze
- Beruhigend: Melisse, Johanniskraut (Achtung: Johanniskraut kann die Wirkung der Antibabypille beeinträchtigen)
- Entwässernd: Brennnessel, Brombeerblätter

Beginning

ZYKLUS-NR.: ______ DATUM: ______

Was ich mit diesem Zyklus gehen lassen möchte

Wie ich dafür sorge, dass ich es wirklich loslassen kann

Was ich mit diesem Zyklus einladen und neu ausprobieren möchte

Herausforderungen, die ich in diesem Zyklus auf mich zukommen sehe

Wie ich mich auf diese Herausforderungen vorbereite, um sie zu meistern

Mein Mantra für diesen Zyklus

ZYKLUSNR.: ______ ZYKLUSTAG: ______ DATUM: ______________

Mein Vorsatz für heute

Das ist mir heute gut gelungen

Heute hat mich emotional und mental beschäftigt

Körperliche Besonderheiten

Das hat mich heute alles beeinflusst

Meine heutige Stärke

Meine heutigen Glücksmomente

ZYKLUSNR.: ______ ZYKLUSTAG: ______ DATUM: ______________

Mein Vorsatz für heute

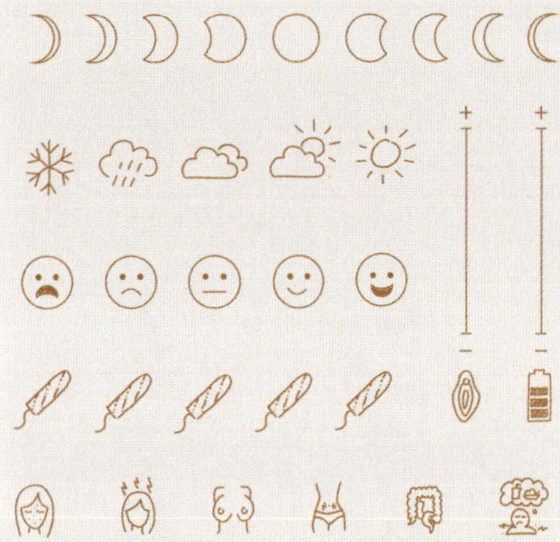

Das ist mir heute gut gelungen

Heute hat mich emotional und mental beschäftigt

Körperliche Besonderheiten

Das hat mich heute alles beeinflusst

Meine heutige Stärke

Meine heutigen Glücksmomente

ZYKLUSNR.: ______ ZYKLUSTAG: ______ DATUM: ______________

Mein Vorsatz für heute

Das ist mir heute gut gelungen

\+ \+

\− \−

Heute hat mich emotional und mental beschäftigt

Körperliche Besonderheiten

Das hat mich heute alles beeinflusst

Meine heutige Stärke

Meine heutigen Glücksmomente

ZYKLUSNR.: ______ ZYKLUSTAG: ______ DATUM: ______________

Mein Vorsatz für heute

Das ist mir heute gut gelungen

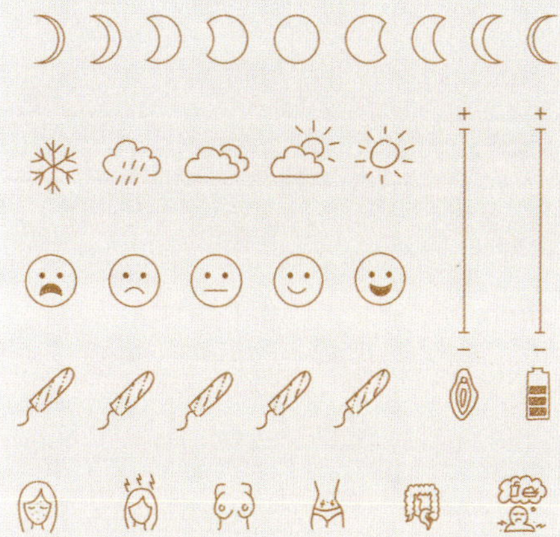

Heute hat mich emotional und mental beschäftigt

Körperliche Besonderheiten

Das hat mich heute alles beeinflusst

Meine heutige Stärke

Meine heutigen Glücksmomente

Rezept
INNERER WINTER

TEEMISCHUNG "INNERER WINTER"

ZUBEREITUNG

Mische Thymian und Kamillenblüten im Verhältnis 1:1 und füge jeweils 1 Löffelspitze Anis und Kümmelkörner hinzu. Mit sprudelnd heißem Wasser aufgießen und 6 Minuten ziehen lassen.

Diese Teemischung stabilisiert deinen Kreislauf und lindert innere Entzündungen und Schmerzen.

GUT ZU WISSEN

Menstruationsbeschwerden sind häufig, aber nicht normal. Wie jeder biologische Prozess in unserem Körper macht auch ein gesunder Zyklus keine starken Probleme. Zum Glück gibt es tolle Teekräuter für die häufigsten Menstruationsbeschwerden:

- ☑ Regelschmerzen: Thymian, Beifuß
- ☑ Starke Blutung: Schafgarbe, Hirtentäschel
- ☑ Kreislaufprobleme: Pfefferminze, Basilikum
- ☑ Übelkeit und Erbrechen: Ingwer, Kamille
- ☑ Durchfall: Fenchel, Gänsefingerkraut
- ☑ Kopfschmerzen: Zitronenmelisse, Kamille

ZYKLUSNR.: ______ ZYKLUSTAG: ______ DATUM: ______________

Mein Vorsatz für heute

Das ist mir heute gut gelungen

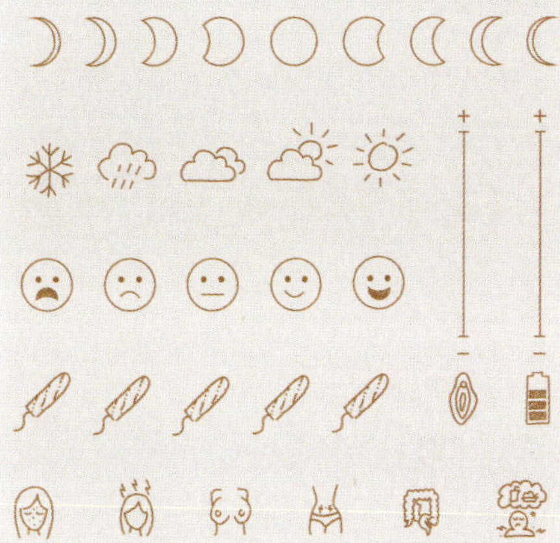

Heute hat mich emotional und mental beschäftigt

Körperliche Besonderheiten

Das hat mich heute alles beeinflusst

Meine heutige Stärke

Meine heutigen Glücksmomente

PULSWÄRMER UND BEINSTULPEN

MATERIAL

PULSWÄRMER

- ☑ Schachenmayr original Soft Wool (LL 110 m/50 g) in Rubin (Fb 30), 100 g
- ☑ Nadelspiel 3,5 mm

BEINSTULPEN

- ☑ Schachenmayr Soft Wool (LL 110 m/50 g) in Burgund (Fb 31), 150 g
- ☑ Nadelspiel 3,5 mm

MASCHENPROBE

- ☑ Im Schrägrippenmuster mit Nd 3,5 mm

  22 M und 30 R = 10 cm x 10 cm

PULSWÄRMER

Länge 17,5 cm, Umfang (am Handgelenk) 14 cm

BEINSTULPEN

Länge 31 cm, Umfang (am Knöchel) 16 cm

BÜNDCHENMUSTER

1 M rechts, 1 M links im Wechsel str.

SCHRÄGRIPPEN-MUSTER

* 1 U, 2 M rechts zusammenstr, ab * fortlaufend wdh.

PULSWÄRMER

48 M in Rubin mit Ndspiel 3,5 mm anschl, dabei gleichmäßig auf 4 Nd verteilen. 8 Rd im Bündchenmuster str.

1 Rd rechte M arb, dabei in dieser Rd auf jeder Nd 2x 2 M zusammenstr. Auf jeder Nd sind jetzt noch 10 M.

Im Schrägrippenmuster 40 Rd str, dann für die Daumenöffnung auf der 1. Nd 8 M stilllegen und in der nächsten Rd wieder anschl.

6 Rd im Schrägrippenmuster arb, anschließend 6 Rd im Bündchenmuster str.

Alle M abk, dafür 2 M rechts zusammenstr, die M wieder auf die linke Nd nehmen und wieder 2 M rechts zusammenstr. So lange fortfahren, bis alle M abgekettet sind.

Für den Daumen die stillgelegten M auffassen, aus dem oberen Rand 8 M herausstr und 3 Rd im Bündchenmuster str. Alle M abk.

Den zweiten Pulswärmer gegengleich str. Alle Fäden vernähen.

BEINSTULPEN

60 M in Burgund mit Ndspiel 3,5 mm anschl und gleichmäßig auf 4 Nd verteilen. 14 Rd im Bündchenmuster str.

Anschließend im Schrägrippenmuster ca. 23 cm weiterarb.

Noch 8 Rd im Bündchenmuster str, dann alle M abk.

Die zweite Stulpe gleich str. Alle Fäden vernähen.

RECHTE MASCHEN

1. Der Arbeitsfaden liegt auf dem Zeigefinger der linken Hand hinter der Nadel. Mit der Arbeitsnadel vorne von links nach rechts zwischen den Maschenschenkeln der nächsten Masche einstechen, sodass die Arbeitsnadel unter der Maschennadel liegt. Die Nadelspitze der

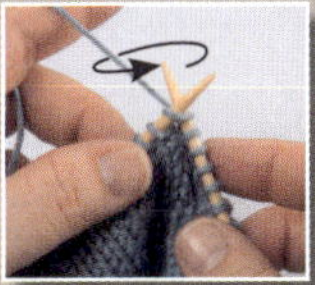

Arbeitsnadel in Pfeilrichtung um den Arbeitsfaden führen.

2. Den Faden um die Arbeitsnadel legen und durch die Masche ziehen. Die Masche der Vorreihe von der Maschennadel heben. Die neue

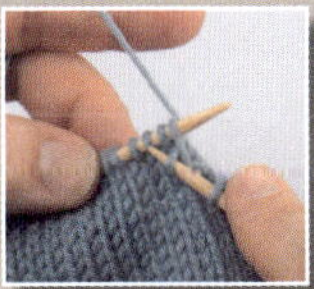

rechte Masche befindet sich nun auf der rechten Arbeitsnadel.

Diese beiden Arbeitsschritte wiederholen und alle Maschen der linken Nadel als rechte Maschen abstricken. Am Ende der Reihe liegen alle Maschen auf der rechten Arbeitsnadel. Die rechte Masche zeigt im Maschenbild ein „V".

LINKE MASCHEN

1. Mit der Arbeitsnadel vorne von rechts nach links zwischen den Maschenschenkeln der nächsten Masche einstechen, sodass die Arbeitsnadel über der Maschennadel liegt. Die Nadelspitze der Arbeitsna-

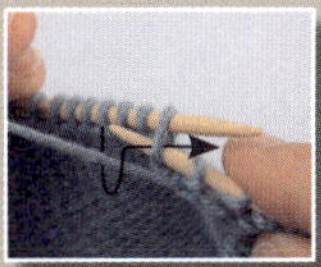

del in Pfeilrichtung um den Arbeitsfaden führen.

2. Den Faden zwischen beiden Nadeln nach unten führen und durch die Masche ziehen. Die Masche der Vorreihe von der Maschennadel heben. Die neue linke Masche be-

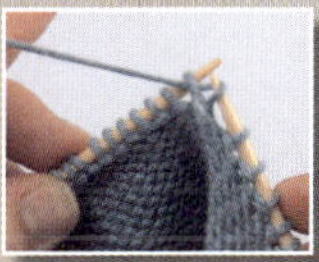

findet sich nun auf der rechten Arbeitsnadel.

Diese beiden Schritte wiederholen, bis alle Maschen der linken Nadel abgestrickt sind. Die Maschen liegen dann auf der Arbeitsnadel. Die linke Masche zeigt im Maschenbild einen querliegenden Maschenkopf.

2 MASCHEN RECHTS ZUSAMMENSTRICKEN

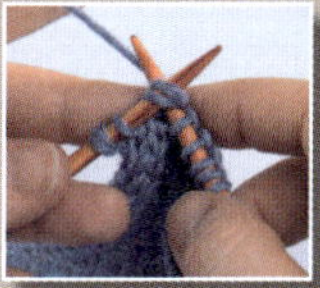

Gleichzeitig in 2 Maschen einstechen und beide Maschen rechts zusammenstricken. Dadurch reduziert sich die Maschenzahl um eins.

ABKÜRZUNGEN:

abk = abketten
anschl = anschlagen
arb = arbeiten
M = Masche
ND = Nadel(n)
Ndspiel = Nadelspiel
R = Reihe(n)
Rd = Runde(n)
str = stricken
U = Umschlag
wdh = wiederholen

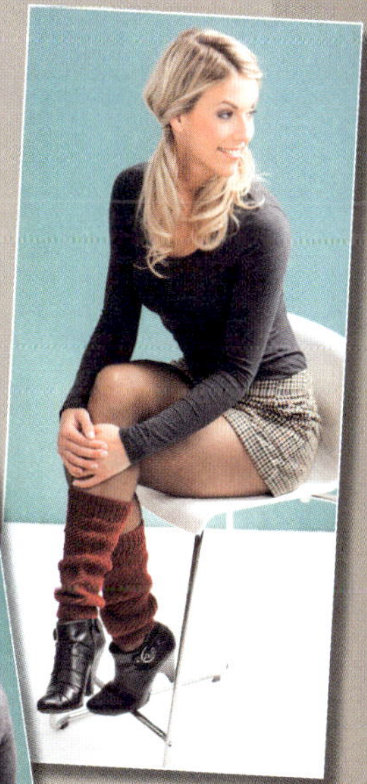

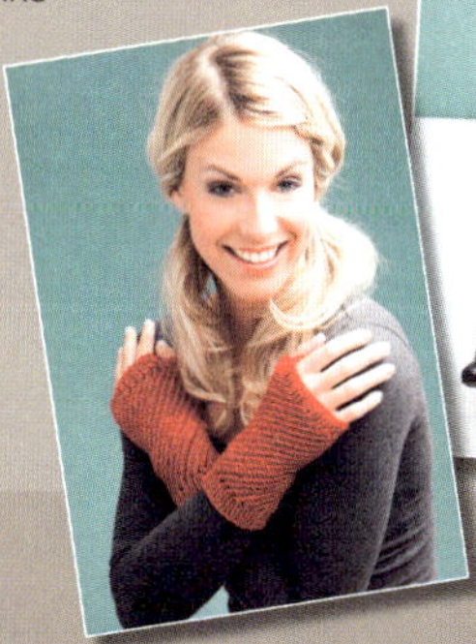

ZYKLUSNR.: ______ ZYKLUSTAG: ______ DATUM: ______________

Mein Vorsatz für heute

Das ist mir heute gut gelungen

Heute hat mich emotional und mental beschäftigt

Körperliche Besonderheiten

Das hat mich heute alles beeinflusst

Meine heutige Stärke

Meine heutigen Glücksmomente

ZYKLUSNR.: ______ ZYKLUSTAG: ______ DATUM: ______________

Mein Vorsatz für heute

Das ist mir heute gut gelungen

Heute hat mich emotional und mental beschäftigt

Körperliche Besonderheiten

Das hat mich heute alles beeinflusst

Meine heutige Stärke

Meine heutigen Glücksmomente

ZYKLUSNR.: ______ ZYKLUSTAG: ______ DATUM: ______________

Mein Vorsatz für heute

Das ist mir heute gut gelungen

Heute hat mich emotional und mental beschäftigt

Körperliche Besonderheiten

Das hat mich heute alles beeinflusst

Meine heutige Stärke

Meine heutigen Glücksmomente

ZYKLUSNR.: ______ ZYKLUSTAG: ______ DATUM: ______________

Mein Vorsatz für heute

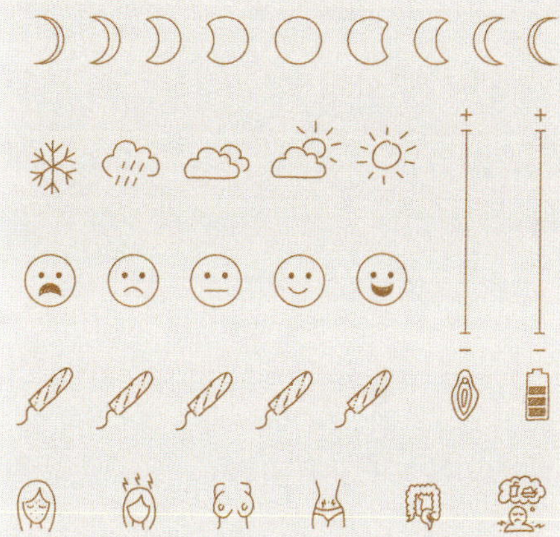

Das ist mir heute gut gelungen

Heute hat mich emotional und mental beschäftigt

Körperliche Besonderheiten

Das hat mich heute alles beeinflusst

Meine heutige Stärke

Meine heutigen Glücksmomente

ZYKLUSNR.: ______ ZYKLUSTAG: ______ DATUM: ______________

Mein Vorsatz für heute

Das ist mir heute gut gelungen

Heute hat mich emotional und mental beschäftigt

Körperliche Besonderheiten

Das hat mich heute alles beeinflusst

Meine heutige Stärke

Meine heutigen Glücksmomente

Rezept
INNERER FRÜHLING

PETERSILIENSALAT MIT WEIßEN BOHNEN

ZUTATEN

- 1 Dose oder 250 g getrocknete weiße Bohnen
- 1 Bund Petersilie
- 10 Blätter frische Minze
- 2 große duftende Tomaten
- 1 Schalotte
- 1 Bio-Zitrone
- Salz, Pfeffer
- 4 EL hochwertiges Olivenöl

Im inneren Frühling verträgst du Rohkost besser. Petersilie liefert neben sekundären Pflanzenstoffen und Antioxidantien viel Eisen, welches durch das Vitamin C der Zitrone leichter aufgenommen werden kann.

ZUBEREITUNG

1. Die weißen Bohnen über Nacht einweichen und garkochen oder aus der Dose abgießen.

2. Petersilie, Minze und Tomaten waschen, vom Stiel befreien und klein schneiden. Schalotte schälen und klein schneiden. Zitrone auspressen und Schale abreiben.

3. In einer großen Salatschüssel alles mischen, großzügig mit Olivenöl vermischen und mit Salz und Pfeffer abschmecken. Zeitnah genießen.

GUT ZU WISSEN Der Eisprung ist das wichtigste Ereignis im Menstruationszyklus, denn nur wenn er stattgefunden hat, wird anschließend Progesteron gebildet. Diese Kräuter und Gewürze helfen deinem Körper bei der Eizellreifung: Angelikawurzel, Anis, Basilikum, Beifuß, Brennnessel, Dill, Eisenkraut, Holunder, Koriander, Liebstöckel, Rotklee, Rosmarin und Salbei.

ZYKLUSNR.: ______ ZYKLUSTAG: ______ DATUM: ______________

Mein Vorsatz für heute

Das ist mir heute gut gelungen

Heute hat mich emotional und mental beschäftigt

Körperliche Besonderheiten

Das hat mich heute alles beeinflusst

Meine heutige Stärke

Meine heutigen Glücksmomente

ZYKLUSNR.: ______ ZYKLUSTAG: ______ DATUM: ______________

Mein Vorsatz für heute

Das ist mir heute gut gelungen

Heute hat mich emotional und mental beschäftigt

Körperliche Besonderheiten

Das hat mich heute alles beeinflusst

Meine heutige Stärke

Meine heutigen Glücksmomente

do it yourself

INNERER FRÜHLING

YOGAMATTEN-GURT

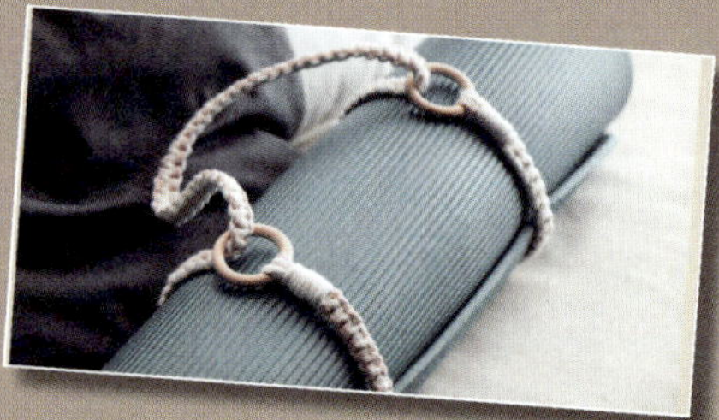

ANLEITUNG

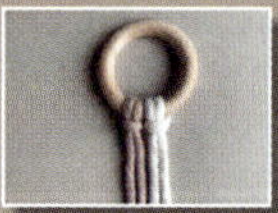

1. Befestige beide 10 m langen Baumwollfäden an 1 Holzring. Achte dabei darauf, dass die Innenlänge der Garne 2 m lang ist und die Außenlänge 8 m lang.

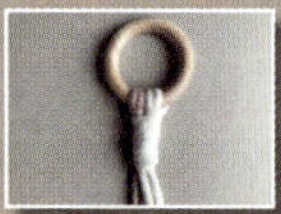

2. Nimm 1 der 40 cm langen Garne und knüpfe 1 Wickelknoten mit einer Länge von 3 cm.

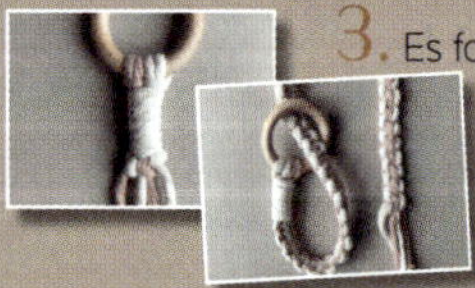

3. Es folgen nun Kreuzknoten untereinander. Knüpfe eine Länge von ca. 1,30 m.

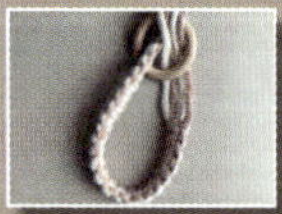

4. Ziehe die Garnenden mit ca. 3 cm Abstand zum letzten Kreuzknoten durch den zweiten Holzring.

MATERIAL

- ☑ 1 Baumwollfaden in Altrosa, gezwirnt, ø 4 mm, 10 m lang
- ☑ 1 Baumwollfaden in Natur, gezwirnt, ø 4 mm, 10 m lang
- ☑ 2 Baumwollfäden in Natur, gezwirnt, ø 4 mm, 40 cm lang
- ☑ Schere
- ☑ 2 Holzringe, ø 6 cm
- ☑ Textilkleber

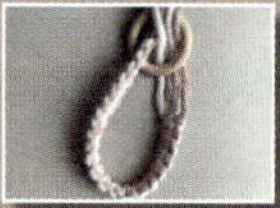

5. Trage 1 Streifen Textilkleber in unmittelbarer Nähe des Holzrings auf.

6. Drücke die Enden fest auf den Kleber und schneide sie kurz ab.

7. Schließe die Lücke mit 1 Wickelknoten.

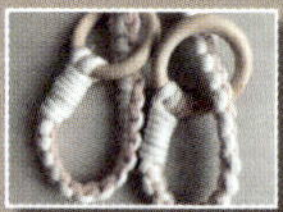

8. Ziehe die Gurtenden je durch 1 Ring, damit eine Schlaufe entsteht.

WICKELKNOTEN

Mit dem Wickelknoten können offene Stellen einfach und sicher zusammengehalten werden. Hierbei wird ein neuer Faden um das Makramee-Werk geknotet. Mit buntem Garn kannst du schöne Akzente setzen.

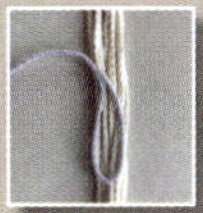

1. Lege den Faden mit einer Schlaufe über die anderen Stränge.

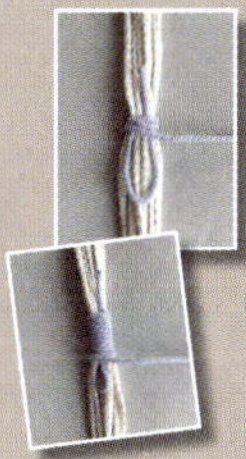

2. Nun umwickelst du mit der langen Seite des Fadens die Schlaufe und die Stränge. Wickel das Garn mehrfach eng herum, sodass die Schlaufe darunter verschwindet. Der obere Faden muss aber sichtbar bleiben.

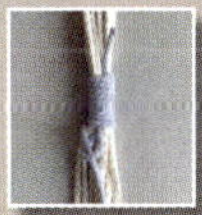

3. Nach der gewünschten Länge ziehst du den Faden durch die Schlaufe.

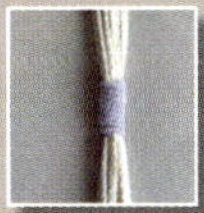

4. Ziehe an dem oberen Faden, um die Schlaufe zuzuziehen. Die Schlaufe mit dem Faden verschwindet dabei unter dem Umwickelten.

5. Die Enden kannst du nun abschneiden und mit Hilfe einer Schere in das Innere des Knotens hineindrücken.

ANKERKNOTEN

Mit dem Ankerknoten beginnen fast alle Makramee-Projekte, indem du den Knoten an Objekten wie z. B. Karabiner, Holzstäben oder Baumwollfäden befestigst.

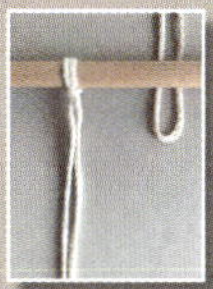

1. Lege die beiden Enden gleichmäßig aufeinander und führe die entstehende Schlaufe von oben hinter dem Holzstab durch.

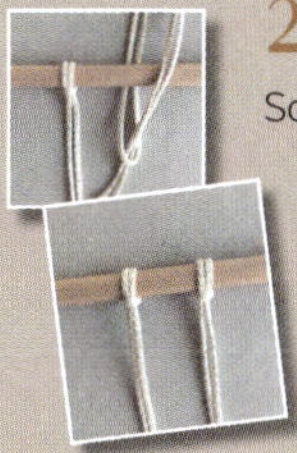

2. Die Fadenenden durch die Schlaufe führen und festziehen.

KREUZKNOTEN

Der Kreuzknoten ist einer der gängigsten und wichtigsten Knoten beim Knüpfen von Makramee. Üblicherweise wird er aus 4 Fäden geknotet. Die beiden mittleren Fäden sind dabei die Trägerfäden, um die herumgeknotet wird. Als Arbeitsfaden werden die beiden äußeren Stränge um die Mitte geknotet.

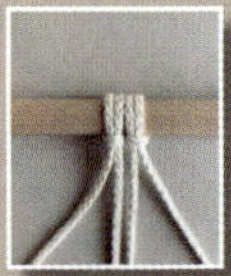

1. Lege den linken Faden mit 1 Schlaufe unter die Trägerfäden.

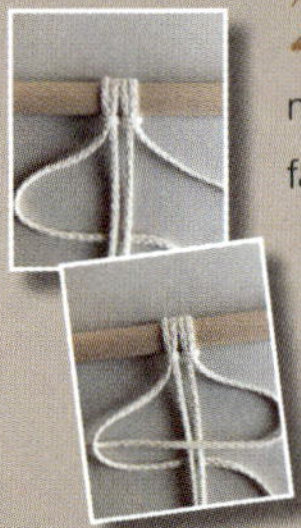

2. Den rechten Faden legst du mit 1 Schlaufe über die Trägerfäden. Ziehe dabei den Faden von oben nach unten durch die linke Schlaufe.

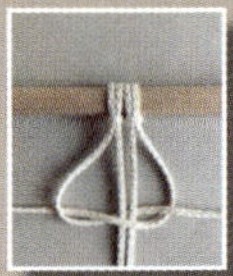

3. Der linke von unten durchgeführte Faden wird nun nach oben durch die rechte Schlaufe gezogen.

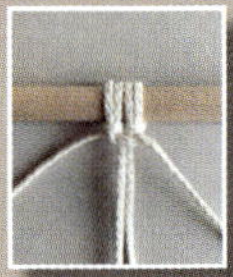

4. Ziehe die beiden Arbeitsfäden gleichzeitig fest und schiebe den Knoten nach oben.

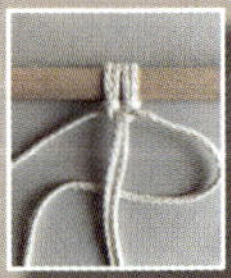

5. Im nächsten Schritt drehst du den Spieß um. Nun bildest du mit dem rechten Arbeitsfaden 1 Schlaufe und führst diesen unter dem Trägerfaden durch.

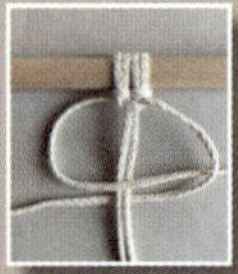

6. Führe den linken Faden über die beiden mittleren und ziehe ihn durch die rechte Schlaufe durch.

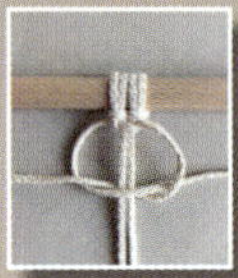

7. Der rechte Faden wird nun nach oben durch die linke Schlaufe gezogen.

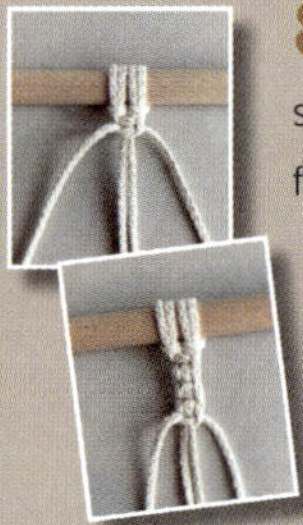

8. Ziehe erneut die Arbeitsfäden senkrecht zu den Trägerfäden fest. Kreuzknoten werden oftmals untereinander, aber auch versetzt geknotet. Dadurch können große gleichmäßige Flächen geknüpft werden.

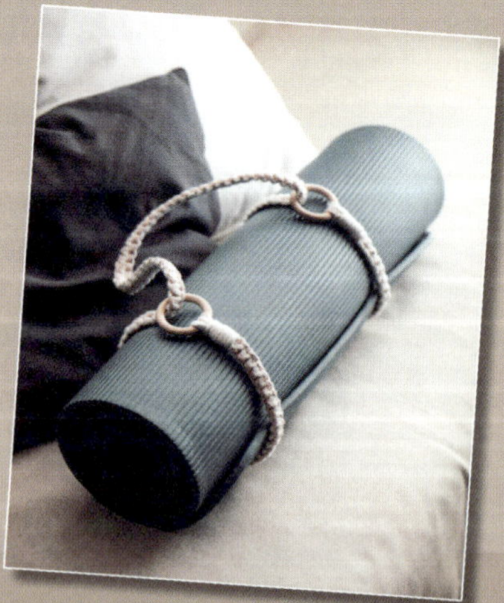

ZYKLUSNR.: ______ ZYKLUSTAG: ______ DATUM: ______________

Mein Vorsatz für heute

Das ist mir heute gut gelungen

Heute hat mich emotional und mental beschäftigt

Körperliche Besonderheiten

Das hat mich heute alles beeinflusst

Meine heutige Stärke

Meine heutigen Glücksmomente

ZYKLUSNR.: ______ ZYKLUSTAG: ______ DATUM: ______________

Mein Vorsatz für heute

Das ist mir heute gut gelungen

Heute hat mich emotional und mental beschäftigt

Körperliche Besonderheiten

Das hat mich heute alles beeinflusst

Meine heutige Stärke

Meine heutigen Glücksmomente

ZYKLUSNR.: ______ ZYKLUSTAG: ______ DATUM: ______________

Mein Vorsatz für heute

Das ist mir heute gut gelungen

Heute hat mich emotional und mental beschäftigt

Körperliche Besonderheiten

Das hat mich heute alles beeinflusst

Meine heutige Stärke

Meine heutigen Glücksmomente

Rezept
INNERER SOMMER

GURKEN-RHABARBER-CHUTNEY

ZUTATEN

- ☑ 2 Stangen Rhabarber
- ☑ 1 Salatgurke
- ☑ ½ Bund Koriandergrün
- ☑ 1 EL brauner Zucker
- ☑ 1 EL Honig
- ☑ 2 EL Olivenöl
- ☑ Saft aus 1 Limette
- ☑ Chilli, Salz, Pfeffer

1. Rhabarber waschen, schälen und würfeln und in etwas Wasser köcheln, bis er bissfest ist. Abgießen und abkühlen lassen.

2. Salatgurke waschen und würfeln.

3. Koriandergrün waschen und die Blätter vom Stängel zupfen.

4. Aus braunem Zucker, Honig, Olivenöl und dem Saft einer Limette eine Marinade machen und mit Chili, Salz und Pfeffer abschmecken. Mit dem Gemüse vermischen und kurz ziehen lassen.

GUT ZU WISSEN Dampfsitzbäder (engl. auch Yoni Steaming genannt) sind eine alte, ursprünglich in vielen Ländern der Welt praktizierte Technik, bei der Frauen ihren Intimbereich mit warmem Wasserdampf oder mit Dampf eines Kräutersuds verwöhnen. Das fördert die Durchblutung im gesamten Intimbereich, macht das Gewebe weich, löst Anspannungen und kann je nach Aufgusskräutern die Heilung von Beschwerden und Krankheiten unterstützen. Mehr Infos zu Yoni Steaming erhältst du auf www.fraulichkeit.de/yoni-steaming

ZYKLUSNR.: ______ ZYKLUSTAG: ______ DATUM: ______________

Mein Vorsatz für heute

Das ist mir heute gut gelungen

Heute hat mich emotional und mental beschäftigt

Körperliche Besonderheiten

Das hat mich heute alles beeinflusst

Meine heutige Stärke

Meine heutigen Glücksmomente

ZYKLUSNR.: ______ ZYKLUSTAG: ______ DATUM: ______________

Mein Vorsatz für heute

Das ist mir heute gut gelungen

Heute hat mich emotional und mental beschäftigt

Körperliche Besonderheiten

Das hat mich heute alles beeinflusst

Meine heutige Stärke

Meine heutigen Glücksmomente

do it yourself

INNERER SOMMER

TROCKENBLUMEN-VASEN

ANLEITUNG

1. Weiße Glasflaschen sammeln, gut auswaschen und die Etiketten ablösen. Weinflaschen eignen sich ebenso gut wie bauchige Ginflaschen oder Einmachfläschchen. Die Unterschiedlichkeit der Flaschen macht es erst richtig hübsch!

2. Sobald die Flaschen von innen richtig gut getrocknet sind (Trockenblumen mögen keine Feuchtigkeit), kannst du sie nach Lust und Laune befüllen.

3. Dafür die Trockenblumen mit der Schere auf unterschiedliche Längen schneiden und sie von oben durch den Flaschenhals schieben.

4. Mit einem langen Holzstab kannst du die Blumen auf ihrem Weg in die Flasche lenken und die Blumen so platzieren, wie du sie haben möchtest.

5. Die gefüllten Glasflaschen kannst du auch als Kerzenständer verwenden: Dafür Kerzen oben in die Flaschenöffnung stecken oder, wem das zu wackelig ist: Kerzenhalter für Flaschen verwenden.

MATERIAL

- ☑ Trockenblumen in versch. Farben und Ausführungen, wie z.B. Ruscus, Lagurus, Eukalyptus, Pampas-Gras, Hafer, Craspedia, Flachs, japanische Karde usw.
- ☑ Leere weiße Glasflaschen in verschieden Größen

Außerdem hilfreich

- ☑ Langer Holzstab
- ☑ Stabkerzen

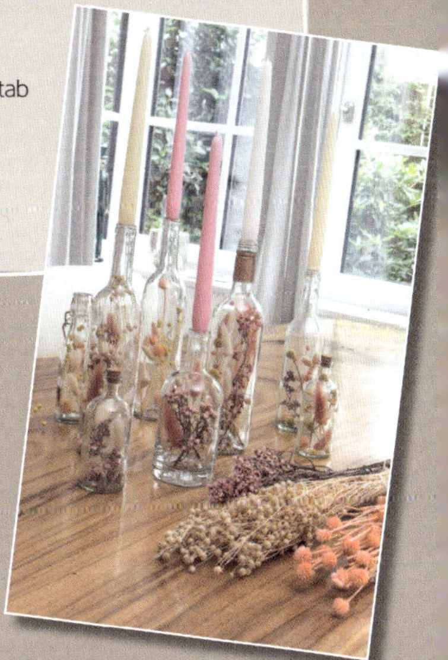

ZYKLUSNR.: ______ ZYKLUSTAG: ______ DATUM: ______________

Mein Vorsatz für heute

Das ist mir heute gut gelungen

Heute hat mich emotional und mental beschäftigt

Körperliche Besonderheiten

Das hat mich heute alles beeinflusst

Meine heutige Stärke

Meine heutigen Glücksmomente

ZYKLUSNR.: ______ ZYKLUSTAG: ______ DATUM: ______________

Mein Vorsatz für heute

Das ist mir heute gut gelungen

Heute hat mich emotional und mental beschäftigt

Körperliche Besonderheiten

Das hat mich heute alles beeinflusst

Meine heutige Stärke

Meine heutigen Glücksmomente

ZYKLUSNR.: ______ ZYKLUSTAG: ______ DATUM: ______________

Mein Vorsatz für heute

Das ist mir heute gut gelungen

Heute hat mich emotional und mental beschäftigt

Körperliche Besonderheiten

Das hat mich heute alles beeinflusst

Meine heutige Stärke

Meine heutigen Glücksmomente

ZYKLUSNR.: ______ ZYKLUSTAG: ______ DATUM: ______________

Mein Vorsatz für heute

Das ist mir heute gut gelungen

Heute hat mich emotional und mental beschäftigt

Körperliche Besonderheiten

Das hat mich heute alles beeinflusst

Meine heutige Stärke

Meine heutigen Glücksmomente

ZYKLUSNR.: ______ ZYKLUSTAG: ______ DATUM: ______________

Mein Vorsatz für heute

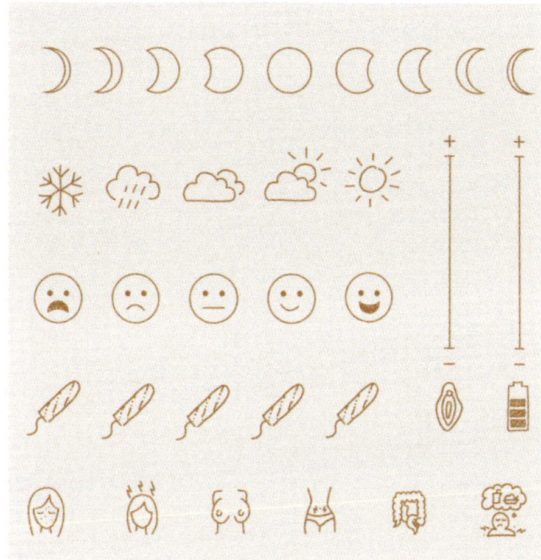

Das ist mir heute gut gelungen

Heute hat mich emotional und mental beschäftigt

Körperliche Besonderheiten

Das hat mich heute alles beeinflusst

Meine heutige Stärke

Meine heutigen Glücksmomente

ZYKLUSNR.: ______ ZYKLUSTAG: ______ DATUM: ______________

Mein Vorsatz für heute

Das ist mir heute gut gelungen

Heute hat mich emotional und mental beschäftigt

Körperliche Besonderheiten

Das hat mich heute alles beeinflusst

Meine heutige Stärke

Meine heutigen Glücksmomente

ZYKLUSNR.: ______ ZYKLUSTAG: ______ DATUM: ______________

Mein Vorsatz für heute

Das ist mir heute gut gelungen

Heute hat mich emotional und mental beschäftigt

Körperliche Besonderheiten

Das hat mich heute alles beeinflusst

Meine heutige Stärke

Meine heutigen Glücksmomente

ZYKLUSNR.: ______ ZYKLUSTAG: ______ DATUM: ______________

Mein Vorsatz für heute

Das ist mir heute gut gelungen

Heute hat mich emotional und mental beschäftigt

Körperliche Besonderheiten

Das hat mich heute alles beeinflusst

Meine heutige Stärke

Meine heutigen Glücksmomente

Rezept
INNERER HERBST

ROTE-BEETE-AUFLAUF

ZUTATEN

- 500 g festkochende Kartoffeln
- 500 g Rote Beete, geschält & vorgegart
- Etwas Butter zum Formfetten
- 4 Eier aus Freilandhaltung
- 200 ml Wasser
- 1 TL Salz
- ½ TL Paprikapulver
- ¼ TL Muskat
- 1 TL Zitronensaft
- 1 Prise Zucker
- Pfeffer
- 1 Packung Hirtenkäse
- 200 g Reibekäse

Rote Beete und Kartoffeln versorgen dich mit allem, was du kurz vor der Periode brauchst: Eisen, Magnesium und einige Vitamine. Gegartes und warmes Essen ist jetzt am besten für deine Verdauung.

ZUBEREITUNG

1. Kartoffeln schälen, in Scheiben schneiden und in Salzwasser 5–10 Minuten vorkochen.

2. Währenddessen eine Auflaufform fetten, die Rote Beete und den Schafskäse würfeln. Dann den Ofen auf 180 °C (170°C bei Umluft) vorheizen.

3. Die Eier mit Wasser, Salz, Zucker und den Gewürzen in einem hohen Gefäß verquirlen.

4. Kartoffeln abgießen und noch heiß in die Auflaufform geben. Rote Beete und Schafskäse darüber schichten. Mit dem Eigemisch gleichmäßig übergießen und zum Schluss den Reibekäse darüber verteilen.

5. Ca. 30 Minuten backen, bis der Käse gut knusprig und das Eigemisch gestockt ist.

GUT ZU WISSEN Brauchst du ein Blutbild, um PMS, Schmierblutungen und Regelschmerzen loszuwerden? Nein. Hormontests sind nur eine Momentaufnahme. Am nächsten Tag und im nächsten Zyklus kann es schon wieder ganz anders aussehen. Die Normbereiche sind für die „Durchschnittsfrau" gemacht - doch wer wiegt, isst und bewegt sich schon durchschnittlich? Außerdem ist eine hormonelle Dysbalance nur ein Symptom und nicht die Ursache. Für langfristige Zyklusgesundheit helfen dir Bluttests deshalb wenig weiter.

ZYKLUSNR.: ______ ZYKLUSTAG: ______ DATUM: ______________

Mein Vorsatz für heute

Das ist mir heute gut gelungen

Heute hat mich emotional und mental beschäftigt

Körperliche Besonderheiten

Das hat mich heute alles beeinflusst

Meine heutige Stärke

Meine heutigen Glücksmomente

ZYKLUSNR.: ______ ZYKLUSTAG: ______ DATUM: ______________

Mein Vorsatz für heute

Das ist mir heute gut gelungen

Heute hat mich emotional und mental beschäftigt

Körperliche Besonderheiten

Das hat mich heute alles beeinflusst

Meine heutige Stärke

Meine heutigen Glücksmomente

ZYKLUSNR.: ______ ZYKLUSTAG: ______ DATUM: ______________

Mein Vorsatz für heute

Das ist mir heute gut gelungen

Heute hat mich emotional und mental beschäftigt

Körperliche Besonderheiten

Das hat mich heute alles beeinflusst

Meine heutige Stärke

Meine heutigen Glücksmomente

ZYKLUSNR.: ______ ZYKLUSTAG: ______ DATUM: ______________

Mein Vorsatz für heute

Das ist mir heute gut gelungen

Heute hat mich emotional und mental beschäftigt

Körperliche Besonderheiten

Das hat mich heute alles beeinflusst

Meine heutige Stärke

Meine heutigen Glücksmomente

ZYKLUSNR.: ______ ZYKLUSTAG: ______ DATUM: ______________

Mein Vorsatz für heute

Das ist mir heute gut gelungen

Heute hat mich emotional und mental beschäftigt

Körperliche Besonderheiten

Das hat mich heute alles beeinflusst

Meine heutige Stärke

Meine heutigen Glücksmomente

ZYKLUSNR.: ______ ZYKLUSTAG: ______ DATUM: ______________

Mein Vorsatz für heute

Das ist mir heute gut gelungen

Heute hat mich emotional und mental beschäftigt

Körperliche Besonderheiten

Das hat mich heute alles beeinflusst

Meine heutige Stärke

Meine heutigen Glücksmomente

ZYKLUS-ÜBERSICHT

ZYKLUS-NR.: ______ DATUM: ______

Zyklustag	1	2	3	4	5	6	7	8	9	10	11	12	13	14	15	16	17	18	19	20	21	22	23	24	25	26	27	28	29	30	31
Mond																															
Wetter																															
Blutung																															
Energie																															
Libido																															
Stimmung																															
Schlaf																															
Arbeit																															
Bewegung																															
Haut																															
Kopfweh																															
Brüste																															
Unterleib																															
Verdauung																															

Fazit

ZYKLUS 1

Was mir in diesem Zyklus aufgefallen ist

Was mir in diesem Zyklus gelungen ist

Was mich diesen Zyklus negativ beeinflusst hat und was ich zukünftig vermeiden werde

Was mir diesen Zyklus gutgetan hat und was ich öfters machen werde

Beobachtungen meiner Mitmenschen

Fazit für diesen Zyklus

Ernährung
ZYKLUS 2

Im Zyklus verändert sich jeden Tag dein Hormonspiegel. Um die Hormone aufzubauen und um ihre Wirkung zu realisieren, braucht dein Körper verschiedene Grundbausteine. Damit sind sowohl Makronährstoffe wie Proteine, Fette und Kohlenhydrate gemeint als auch Mikronährstoffe, Mineralien und Spurenelemente. All diese Stoffe nimmst du vorrangig über deine Ernährung auf. Wenn du vielfältig und bunt isst, machst du schon einiges richtig.

Gleichzeitig verändern deine Zyklushormone im Laufe der inneren Jahreszeiten deine Verdauung und dein Immunsystem. Wie gut du Lebensmittel verträgst, hängt also auch von der jewiligen Zyklusphase ab. Deshalb kann es durchaus hilfreich sein, deine Mahlzeiten deiner Zyklusphase anzupassen. Doch anstatt dogmatischen Ernährungsregeln zu folgen, darfst du es eher spielerisch angehen und auf deine Intuition hören. Essen sollte Genuss bedeuten und nicht in Stress ausarten.

INNERER FRÜHLING

- Wenn Genussmittel, dann jetzt
- Jetzt verträgst du Rohkost und kalte Speisen am besten
- Vorrangig Gemüse
- Vielfältige Proteinquellen

INNERER WINTER

- Warme Getränke mit Elektrolyten, z.B. Tee und Brühe
- Warme, lang gegarte und leicht verdauliche Speisen, wie Eintöpfe und Wurzelgemüse
- Eisenbedarf decken

INNERER SOMMER

- Vorrangig Ballaststoffe aus Vollkornprodukten
- Ausreichend Proteine auch aus Hülsenfrüchten
- Grünes Gemüse, roh oder gegart

INNERER HERBST

- Kalorienmehrbedarf decken
- Warme, lang gegarte Speisen: Eintöpfe und Wurzelgemüse
- Gesunde Fette

Beginning

ZYKLUS-NR.: ______ DATUM: ______

Was ich mit diesem Zyklus gehen lassen möchte

Wie ich dafür sorge, dass ich es wirklich loslassen kann

Was ich mit diesem Zyklus einladen und neu ausprobieren möchte

Herausforderungen, die ich in diesem Zyklus auf mich zukommen sehe

Wie ich mich auf diese Herausforderungen vorbereite, um sie zu meistern

Mein Mantra für diesen Zyklus

ZYKLUSNR.: ______ ZYKLUSTAG: ______ DATUM: ______________

Mein Vorsatz für heute

Das ist mir heute gut gelungen

+ +

− −

Heute hat mich emotional und mental beschäftigt

Körperliche Besonderheiten

Das hat mich heute alles beeinflusst

Meine heutige Stärke

Meine heutigen Glücksmomente

ZYKLUSNR.: ______ ZYKLUSTAG: ______ DATUM: ______________

Mein Vorsatz für heute

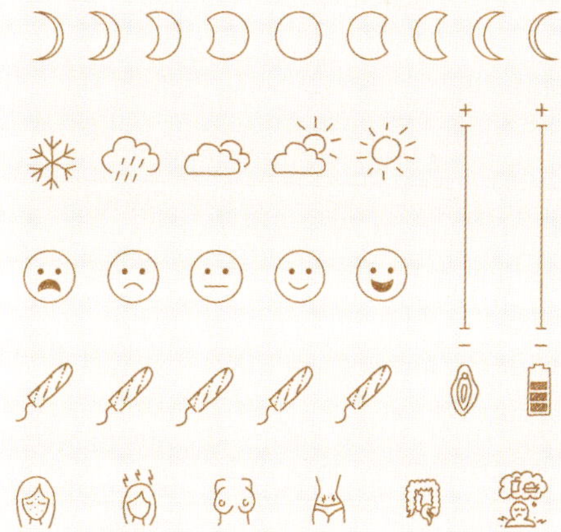

Das ist mir heute gut gelungen

Heute hat mich emotional und mental beschäftigt

Körperliche Besonderheiten

Das hat mich heute alles beeinflusst

Meine heutige Stärke

Meine heutigen Glücksmomente

do it yourself

INNERER WINTER

BESTICKTE WOLLSOCKEN

ANLEITUNG

1. Beim Arbeiten mit dicken Wollsocken darauf achten, dass der Fadenanfang gut befestigt ist. Dazu das Fadenende verknoten, mit der Nadel von innen durch die Socke stechen, den Faden um eine Masche herumziehen und mit der Nadel vor dem Knoten am Fadenende durch den Faden stechen. So entsteht eine Schlaufe, die das Fadenende sicher hält.

2. Je nach Farbvariante mit dem grünen bzw. dunkelgrünen Faden beginnen und ein langgezogenes S im Stielstich sticken. Wenn die Socke ein Rippenmuster hat, kann dieses als Orientierungshilfe genutzt werden.

3. Die Blätter in Grün versetzt entlang des Stiels sticken. Dazu den Blattstiel im Stielstich vorsticken und jeweils 2–3 Stiche für die Blätter setzen. Dabei auch die 3 kürzeren Stiele für die Blüten bereits vorbereiten, dazu nur 2–3 Stielstiche mit einem Blatt sticken.

4. Die Blüten in Rosa bzw. Weiß sticken, dazu 5 Stiche im Kreis anlegen und die Blüte als Webrose sticken.

MATERIAL

- ☑ Anchor Tapisseriewolle in Dunkelgrün (Fb 8884) und Rosa (Fb 8394) oder Grün (Fb 9306) und Weiß (Fb 8000)
- ☑ Wollsocken in Hell-oder Dunkelbraun
- ☑ große Tapisserie-Sticknadel
- ☑ Stickvorlage im TOPP Download-Center

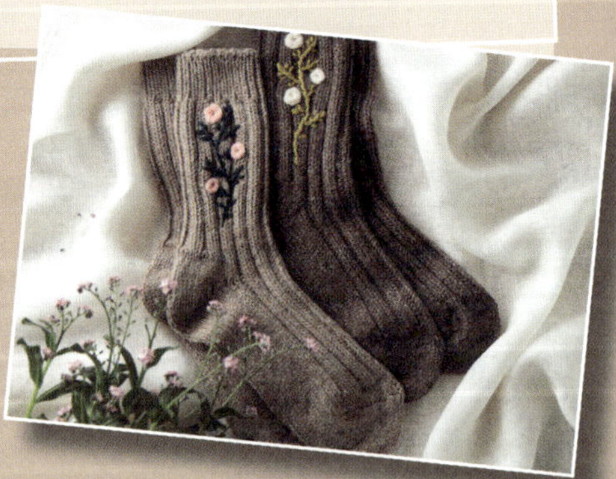

STIELSTICH

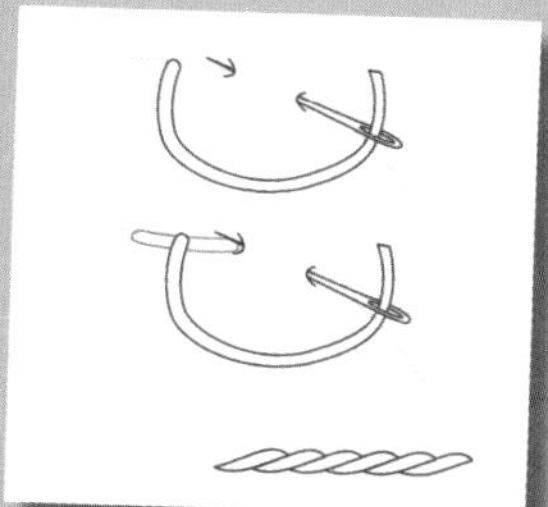

Der Stielstich bildet eine dicke, solide Linie. Er besteht aus Einzelstichen, die sich teilweise überlappen, wodurch das Stickbild wie eingedreht aussieht. Man kann den Stielstich sowohl als Linienstich wie auch als Füllstich nutzen. Als Füllstich bekommt er jeweils eine andere Optik, wenn er in beide Richtungen hin und her oder immer in dieselbe Richtung gestickt wird, wie zum Beispiel bei einem Kreis. Der Stielstich sieht auf der Rückseite aus wie der Rückstich.

Der Stich wird von links nach rechts ausgeführt. Man sticht eine Stichlänge rechts vom Startpunkt aus in den Stoff ein und führt die Nadel auf der Hälfte der Strecke wieder heraus. Die folgenden Stiche werden immer eine halbe Stichlänge rechts vom letzten Einstichloch eingeführt und am letzten Einstichloch wieder nach oben gebracht.

WEBROSE

Die Webrose ist eine einfache Sticktechnik, um runde Blüten darzustellen. Sie wirkt am besten mit dickem Stickgarn. Je dünner das Garn, desto kleiner der Umfang der Blume.

Als Erstes einen Kreis mit Mittelpunkt aufzeichnen. Die inneren fünf „Speichen" mit einzelnen Stichen sticken. Dabei immer von außen nach innen und rundherum arbeiten. Jetzt wird gewebt. Dabei eine Nadel mit abgerundeter Spitze benutzen. Den Faden von der Stoffrückseite nach vorn bringen und immer abwechselnd über und unter den Speichen durchziehen. Dabei den Faden um die Kurven legen. Zum Schluss den Faden auf der Rückseite vernähen.

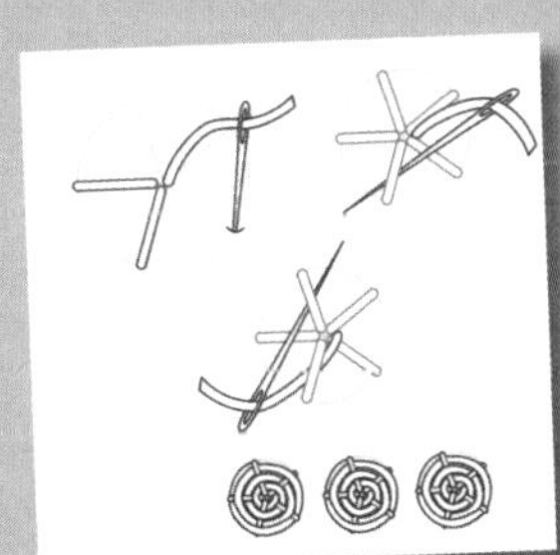

TIPP Beim Besticken von Strickwaren immer darauf achten, die Stiche nicht zu fest zu ziehen, damit sich das Gestrick nicht verzieht. Damit nicht aus Versehen die andere Seite mit bestickt wird, immer eine Hand beim Sticken in der Socke lassen.

ZYKLUSNR.: ______ ZYKLUSTAG: ______ DATUM: ______________

Mein Vorsatz für heute

Das ist mir heute gut gelungen

Heute hat mich emotional und mental beschäftigt

Körperliche Besonderheiten

Das hat mich heute alles beeinflusst

Meine heutige Stärke

Meine heutigen Glücksmomente

ZYKLUSNR.: ______ ZYKLUSTAG: ______ DATUM: ______________

Mein Vorsatz für heute

Das ist mir heute gut gelungen

Heute hat mich emotional und mental beschäftigt

Körperliche Besonderheiten

Das hat mich heute alles beeinflusst

Meine heutige Stärke

Meine heutigen Glücksmomente

ZYKLUSNR.: ______ ZYKLUSTAG: ______ DATUM: ______________

Mein Vorsatz für heute

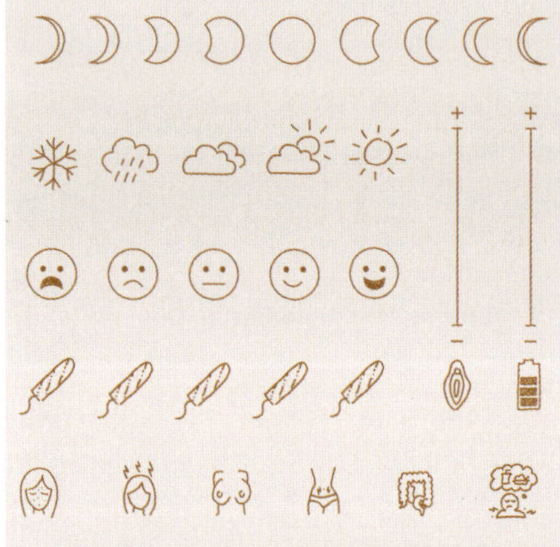

Das ist mir heute gut gelungen

Heute hat mich emotional und mental beschäftigt

Körperliche Besonderheiten

Das hat mich heute alles beeinflusst

Meine heutige Stärke

Meine heutigen Glücksmomente

Rezept
INNERER WINTER

VEGANER FRENCH TOAST

ZUTATEN

- ☑ 150 ml Pflanzenmilch
- ☑ 1 EL Kichererbsenmehl
- ☑ 1 Prise brauner Zucker
- ☑ 3 Prisen Zimt
- ☑ 1 Prise Salz
- ☑ 1 EL Bratfett
- ☑ Weißbrotscheiben
- ☑ Agaven- oder Ahornsirup

French Toast ist ein einfaches, aber unglaublich leckeres Rezept. Es wärmt, zaubert ein Lächeln auf die Lippen und wirkt mit seinem Zimt zudem noch entzündungshemmend..

ZUBEREITUNG

1. Die Pflanzenmilch mit Mehl, Zucker, Zimt und Salz vermischen und in einen tiefen Teller oder eine flache Schale geben. Bratfett in einer Pfanne erhitzen.

2. Die Weißbrotscheiben nacheinander in der Milchmischung wenden, sofort in die Pfanne legen und bei mittlerer Hitze von beiden Seiten goldbraun anbraten.

3. Noch warm mit Sirup besprenkelt servieren. Wer es noch süßer mag, kann Zucker und Zimt darüber streuen und es mit Obst oder Marmelade essen.

GUT ZU WISSEN Die Menstruation ist für deinen Körper anstrengend. Neben dem Blutverlust arbeiten jetzt mehrere Muskelgruppen auf Hochtouren. Mittelkettige Kohlenhydrate bieten schnell verfügbare Energie, ohne zu starke Blutzuckerschwankungen auszulösen. Proteine und Eisen braucht dein Körper, um die verlorenen Blutbestandteile nachzubilden, und ausreichend Flüssigkeit und Elektrolyte helfen dir, deinen Kreislauf trotz der Anstrengung stabil zu halten.

ZYKLUSNR.: ______ ZYKLUSTAG: ______ DATUM: ______________

Mein Vorsatz für heute

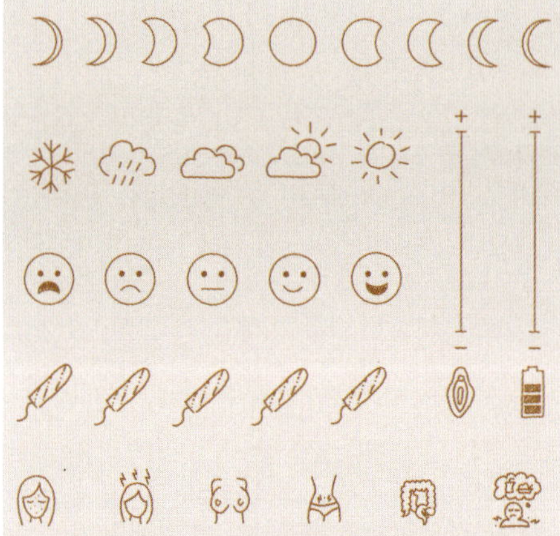

Das ist mir heute gut gelungen

Heute hat mich emotional und mental beschäftigt

Körperliche Besonderheiten

Das hat mich heute alles beeinflusst

Meine heutige Stärke

Meine heutigen Glücksmomente

ZYKLUSNR.: ______ ZYKLUSTAG: ______ DATUM: ________________

Mein Vorsatz für heute

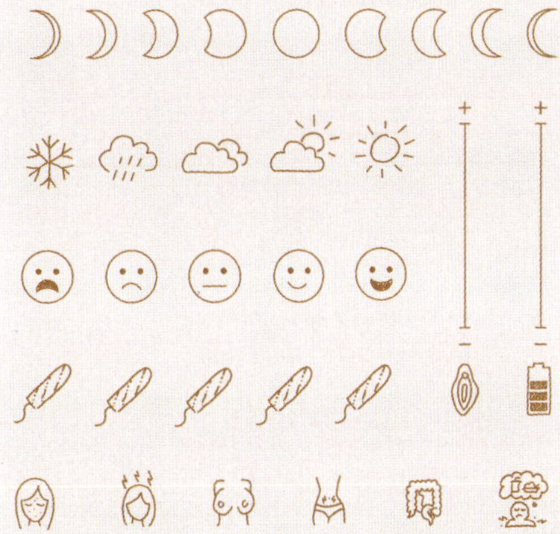

Das ist mir heute gut gelungen

Heute hat mich emotional und mental beschäftigt

Körperliche Besonderheiten

Das hat mich heute alles beeinflusst

Meine heutige Stärke

Meine heutigen Glücksmomente

ZYKLUSNR.: ______ ZYKLUSTAG: ______ DATUM: ______________

Mein Vorsatz für heute

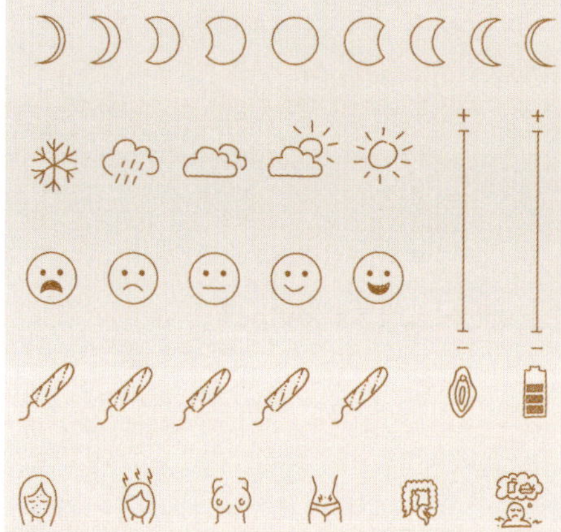

Das ist mir heute gut gelungen

Heute hat mich emotional und mental beschäftigt

Körperliche Besonderheiten

Das hat mich heute alles beeinflusst

Meine heutige Stärke

Meine heutigen Glücksmomente

ZYKLUSNR.: ______ ZYKLUSTAG: ______ DATUM: ______________

Mein Vorsatz für heute

Das ist mir heute gut gelungen

Heute hat mich emotional und mental beschäftigt

Körperliche Besonderheiten

Das hat mich heute alles beeinflusst

Meine heutige Stärke

Meine heutigen Glücksmomente

ZYKLUSNR.: ______ ZYKLUSTAG: ______ DATUM: ______________

Mein Vorsatz für heute

Das ist mir heute gut gelungen

Heute hat mich emotional und mental beschäftigt

Körperliche Besonderheiten

Das hat mich heute alles beeinflusst

Meine heutige Stärke

Meine heutigen Glücksmomente

Rezept
INNERER FRÜHLING

HUMMUS MIT ZITRONE

ZUTATEN

- ☑ 400g gekochte Kichererbsen und deren Eigensaft
- ☑ 1 kleine Knoblauchzehe
- ☑ 3 EL Tahini
- ☑ 3 EL Olivenöl
- ☑ frischer Zitronensaft
- ☑ Salz, Piment, Kreuzkümmel, Kardamom

Kichererbsenhummus kannst du als Aufstrich verwenden, als Topping auf deinem Salat oder als Dip zum Snacken. Er liefert nicht nur wertvolle Proteine, sondern auch viele Mineralstoffe.

ZUBEREITUNG

1. Püriere dafür die gekochten Kichererbsen, deren Eigensaft, die Knoblauchzehe, Tahini und hochwertiges Olivenöl.

2. Mit Salz, Piment, Kreuzkümmel, Kardamom und frischem Zitronensaft abschmecken. Fertig!

GUT ZU WISSEN Der weibliche Körper bildet ständig neue Hormone. Deren Grundbausteine sind Cholesterin und Proteine. Gesunde Fette und Eiweiße sollten deshalb jeden Tag auf deinem Speiseplan stehen – möglichst in jeder Mahlzeit. Je bunter dein Essen ist, desto vielfältiger sind die Mikronährstoffe, die du deinem Körper dabei schenkst. Damit dein Darm die Nahrung auch wirklich aufnehmen kann, musst du sie ausgiebig kauen und genau hinschmecken. Nur dann werden die Verdauungssäfte in der richtigen Zusammensetzung gebildet.

ZYKLUSNR.: ______ ZYKLUSTAG: ______ DATUM: ______________

Mein Vorsatz für heute

Das ist mir heute gut gelungen

\+

–

\+

–

Heute hat mich emotional und mental beschäftigt

Körperliche Besonderheiten

Das hat mich heute alles beeinflusst

Meine heutige Stärke

Meine heutigen Glücksmomente

ZYKLUSNR.: ______ ZYKLUSTAG: ______ DATUM: ______________

Mein Vorsatz für heute

Das ist mir heute gut gelungen

Heute hat mich emotional und mental beschäftigt

Körperliche Besonderheiten

Das hat mich heute alles beeinflusst

Meine heutige Stärke

Meine heutigen Glücksmomente

ZYKLUSNR.: ______ ZYKLUSTAG: ______ DATUM: ______________

Mein Vorsatz für heute

Das ist mir heute gut gelungen

Heute hat mich emotional und mental beschäftigt

Körperliche Besonderheiten

Das hat mich heute alles beeinflusst

Meine heutige Stärke

Meine heutigen Glücksmomente

do it yourself

INNERER FRÜHLING

HAPPINESS TO GO

ZUTATEN

- ☑ Streichholzschachtel
- ☑ Schreibpapier (Weiß oder Rosa)
- ☑ Klebstoff
- ☑ Schere
- ☑ Geschenkpapier in Weiß-Gelb
- ☑ Tonpapier in Gelb
- ☑ Klebebordüre „Blumen" in Weiß, 8 mm breit, ca. 12 cm lang
- ☑ Abstandsklebepads
- ☑ Tonpapier in Mintgrün
- ☑ Satinband in Mintgrün, 5 mm breit, 15 cm lang
- ☑ Geschenkanhänger mit Wellenrand in Weiß, ø 3 cm
- ☑ dicke Sticknadel
- ☑ Drucker

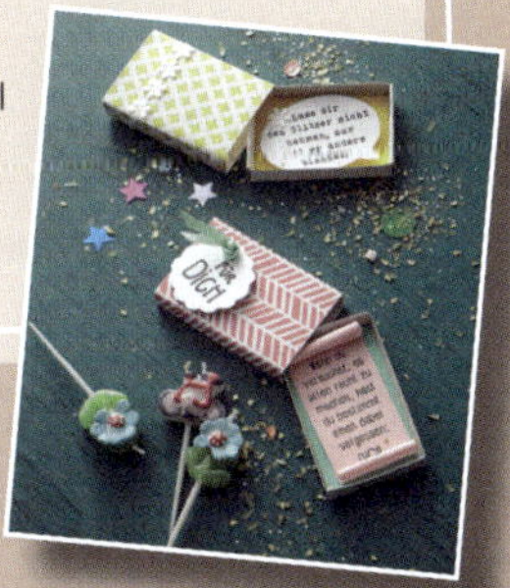

VARIANTE 1

1. Beklebe die Hülle mit einem gemusterten Papierstreifen. Schneide eine Blume für später ab und klebe den Rest der Bordüre an der rechten Seite um die gesamte Schachtel herum auf. Schneide dann das gelbe Tonpapier auf die Größe des Innenbodens der Schachtel zu und klebe es auf.

2. Drucke einen Spruch deiner Wahl aus, male eine Sprechblase drum herum und schneide sie aus. Klebe nun eine Blume der Bordüre auf den oberen Rand der Sprechblase. Die Sprechblase mit Abstandsklebepads in die Schachtel kleben.

VARIANTE 2

1. Beklebe die Schachtelhülle mit einem weiß-rosa gemusterten Papierstreifen und lasse sie trocknen.

2. Beschrifte nun den Anhänger frei nach deinen Wünschen. Stich dann in die Oberseite der Hülle nebeneinander zwei Löcher mit der Sticknadel. Zieh das Satinband mit der Sticknadel durch die Löcher, fädel den Anhänger auf die Enden auf und fixiere ihn mit einem Knoten.

3. Das mintfarbene Tonpapier auf die Größe des Bodens zuschneiden und aufkleben. Den Spruch auf dem Computer entwerfen und auf rosafarbenem Schreibpapier ausdrucken. Oben und unten mit Zugabe zuschneiden und die Enden um die Sticknadel einrollen. In die Schachtel kleben.

ZYKLUSNR.: ______ ZYKLUSTAG: ______ DATUM: ______________

Mein Vorsatz für heute

Das ist mir heute gut gelungen

+ +

– –

Heute hat mich emotional und mental beschäftigt

Körperliche Besonderheiten

Das hat mich heute alles beeinflusst

Meine heutige Stärke

Meine heutigen Glücksmomente

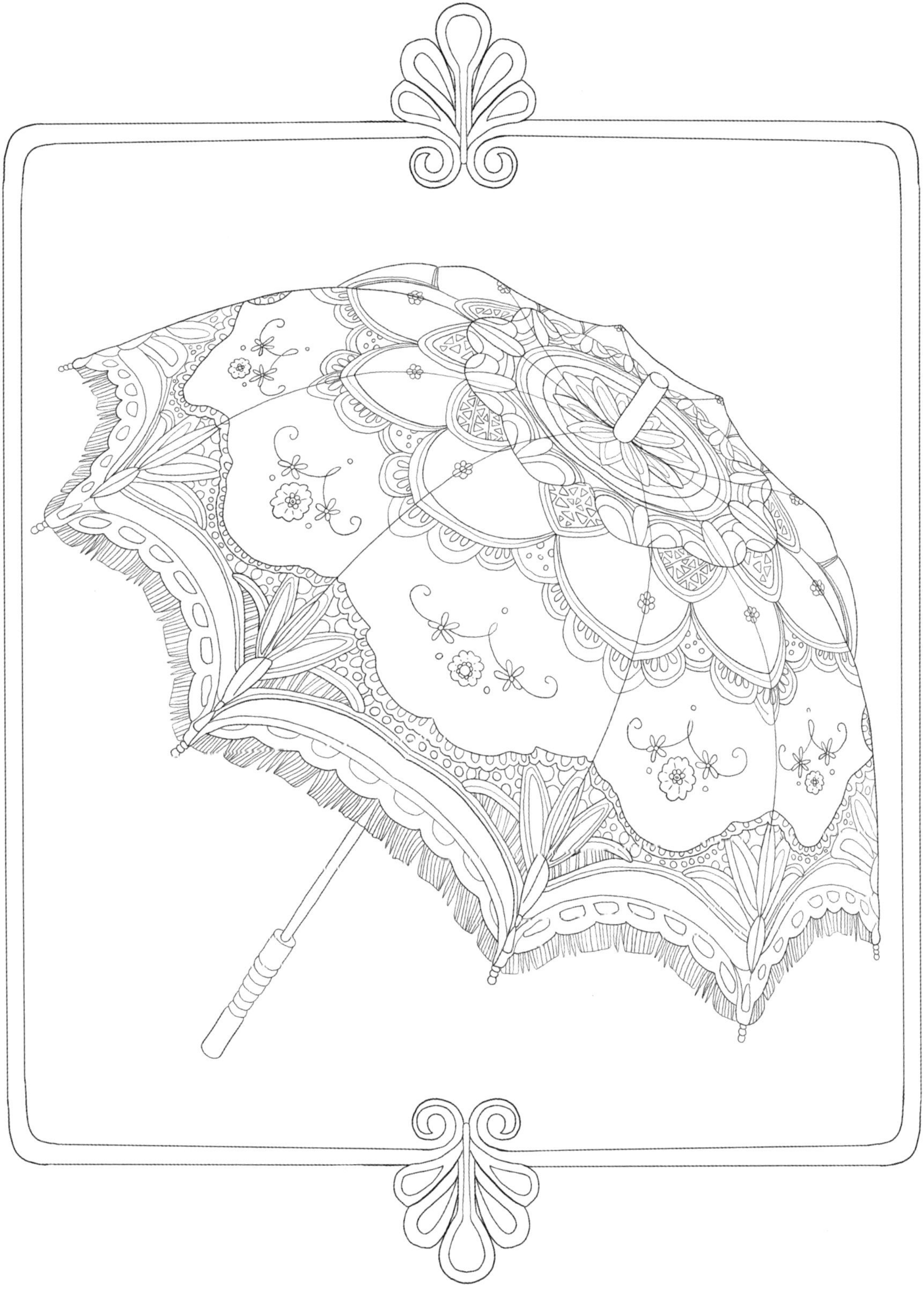

ZYKLUSNR.: ______ ZYKLUSTAG: ______ DATUM: ______________

Mein Vorsatz für heute

Das ist mir heute gut gelungen

Heute hat mich emotional und mental beschäftigt

Körperliche Besonderheiten

Das hat mich heute alles beeinflusst

Meine heutige Stärke

Meine heutigen Glücksmomente

ZYKLUSNR.: ______ ZYKLUSTAG: ______ DATUM: ______________

Mein Vorsatz für heute

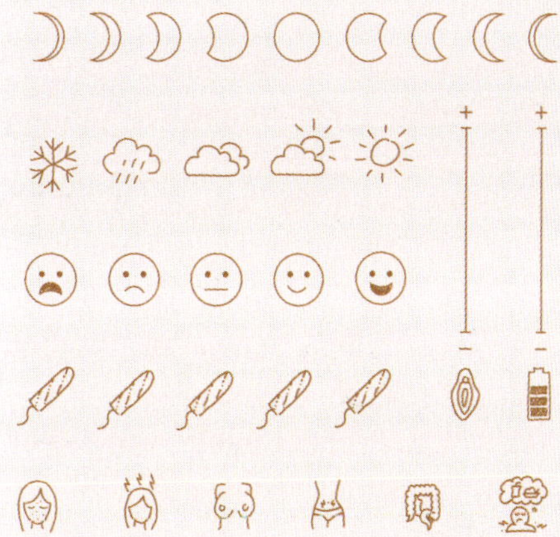

Das ist mir heute gut gelungen

Heute hat mich emotional und mental beschäftigt

Körperliche Besonderheiten

Das hat mich heute alles beeinflusst

Meine heutige Stärke

Meine heutigen Glücksmomente

do it yourself

INNERER SOMMER

DEKORATIVES TABLETT

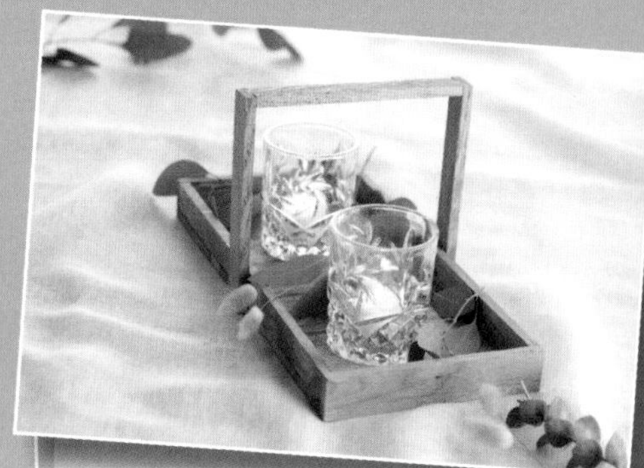

Bei den hier verwendeten Holzklötzchen handelt es sich um Stäbchenparkett-Hölzer, die es in vielen verschiedenen Arten und mit unterschiedlichen Maßen zu kaufen gibt. Die Klötzchen gibt es z. B. aus Buchen-, Eichen- oder Kirschholz, die Maße sind genormt.

ANLEITUNG

1. 
14 breite plus ein schmales Klötzchen. Das schmale Klötzchen in der Mitte einbauen.

2. 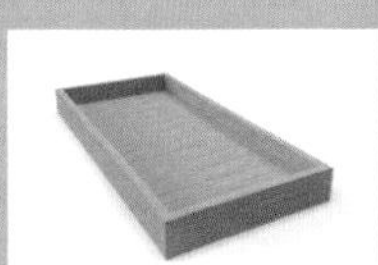
Plus 6 Klötzchen. Von oben auf die Platte kleben.

3. 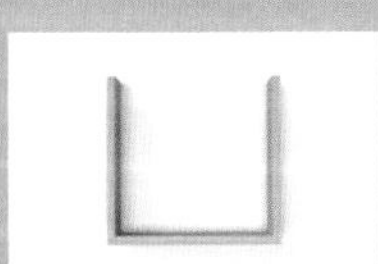
3 Klötzchen. Gut trocknen lassen!

4. 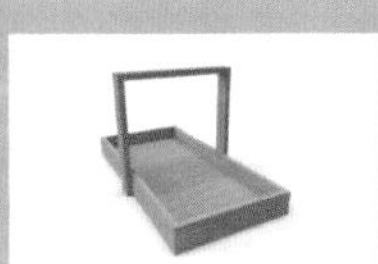

MATERIAL

- ☑ 23 Klötzchen, 22 x 8 x160 mm
- ☑ 1 Klötzchen, 16 x 8 x 160 mm
- ☑ Holzleim

ZYKLUSNR.: ______ ZYKLUSTAG: ______ DATUM: ______________

Mein Vorsatz für heute

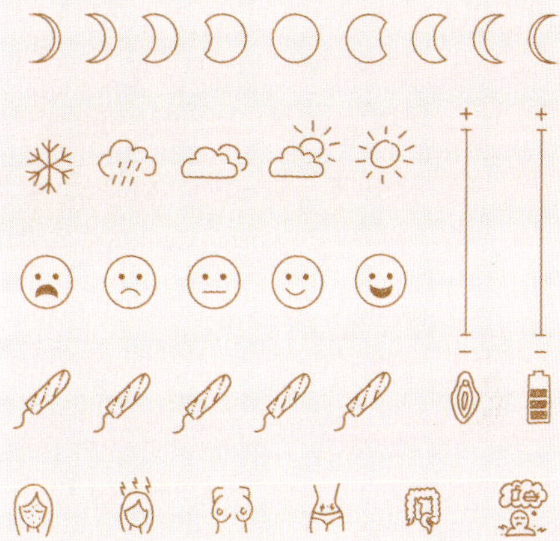

Das ist mir heute gut gelungen

Heute hat mich emotional und mental beschäftigt

Körperliche Besonderheiten

Das hat mich heute alles beeinflusst

Meine heutige Stärke

Meine heutigen Glücksmomente

ZYKLUSNR.: ______ ZYKLUSTAG: ______ DATUM: ______________

Mein Vorsatz für heute

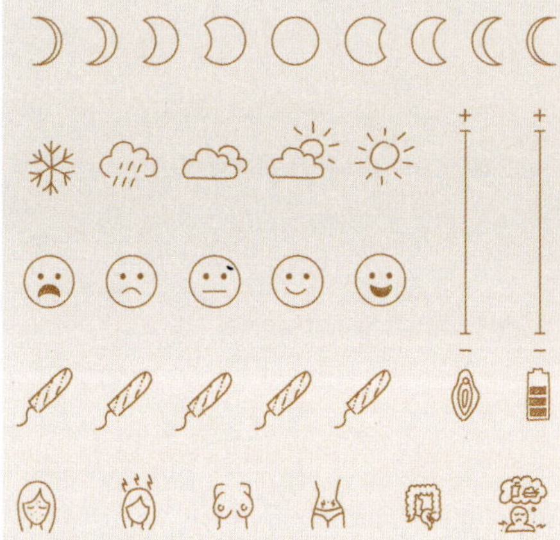

Das ist mir heute gut gelungen

Heute hat mich emotional und mental beschäftigt

Körperliche Besonderheiten

Das hat mich heute alles beeinflusst

Meine heutige Stärke

Meine heutigen Glücksmomente

ZYKLUSNR.: ______ ZYKLUSTAG: ______ DATUM: ______________

Mein Vorsatz für heute

Das ist mir heute gut gelungen

Heute hat mich emotional und mental beschäftigt

Körperliche Besonderheiten

Das hat mich heute alles beeinflusst

Meine heutige Stärke

Meine heutigen Glücksmomente

Rezept

INNERER SOMMER

RISOTTO MIT GRÜNEM GEMÜSE

ZUTATEN

- ☑ 3 verschiedene grüne Gemüsesorten, z.B. Stangensellerie mit Grün, Mangold, Schalotten, Erbsen, Zucchini, grüner Spargel oder Blattspinat
- ☑ 1 Schalotte
- ☑ 1 EL Bratfett
- ☑ 200 g Risottoreis
- ☑ 200 ml Weißwein
- ☑ 500 ml glutamatfreie Brühe
- ☑ Zitronensaft
- ☑ Salz, Pfeffer

Grünes Gemüse zählt zu den gesündesten Lebensmitteln überhaupt und bereitet mit seinen sekundären Pflanzenstoffen deine Leber optimal auf die Hormonschwankungen während des Eisprungs vor.

1. Gemüse waschen, evtl. schälen und kleinschneiden.

2. In einer großen Pfanne oder in einem Schmortopf das Bratfett erhitzen und den Reis mit der Schalotte darin andünsten. Anschließend das Gemüse hinzugeben.

3. Mit dem Weißwein ablöschen. Für 30-35 Minuten köcheln lassen und dabei immer wieder umrühren und gelegentlich Brühe nachgießen.

4. Mit Zitronensaft, Salz und Pfeffer abschmecken.

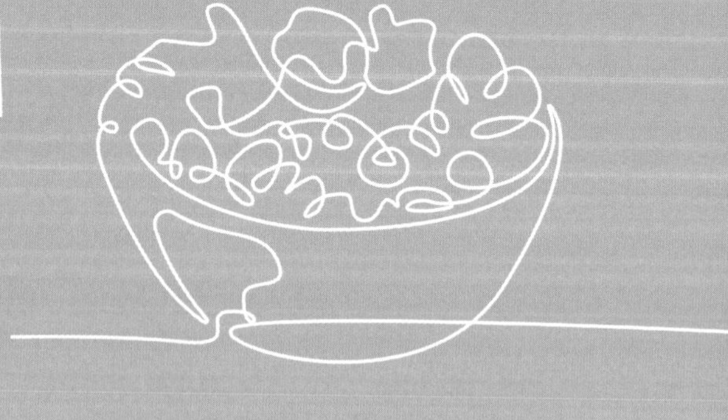

ZYKLUSNR.: ______ ZYKLUSTAG: ______ DATUM: ______________

Mein Vorsatz für heute

Das ist mir heute gut gelungen

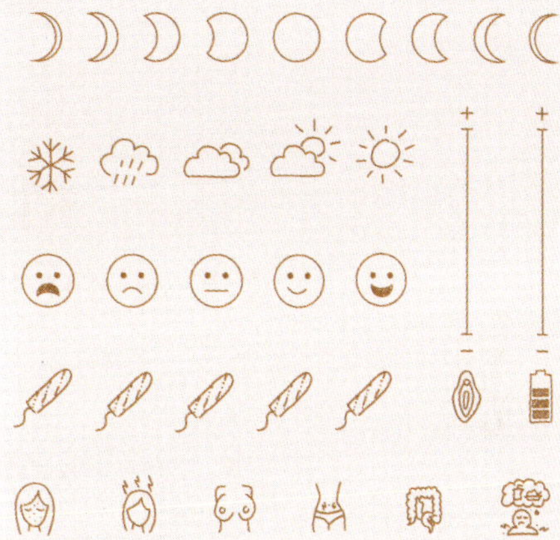

Heute hat mich emotional und mental beschäftigt

Körperliche Besonderheiten

Das hat mich heute alles beeinflusst

Meine heutige Stärke

Meine heutigen Glücksmomente

ZYKLUSNR.: ______ ZYKLUSTAG: ______ DATUM: ______________

Mein Vorsatz für heute

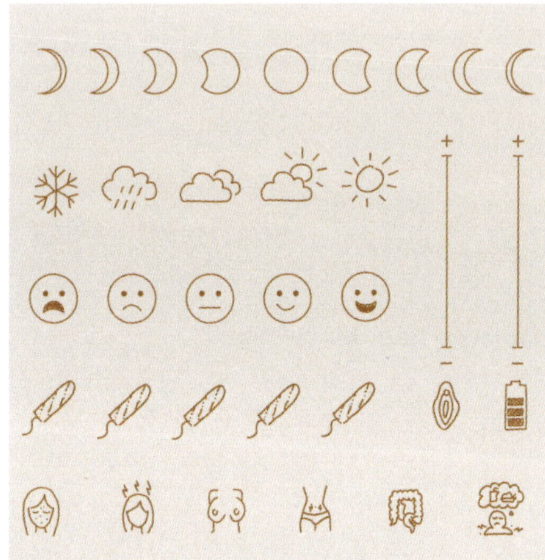

Das ist mir heute gut gelungen

Heute hat mich emotional und mental beschäftigt

Körperliche Besonderheiten

Das hat mich heute alles beeinflusst

Meine heutige Stärke

Meine heutigen Glücksmomente

ZYKLUSNR.: ______ ZYKLUSTAG: ______ DATUM: ______________

Mein Vorsatz für heute

Das ist mir heute gut gelungen

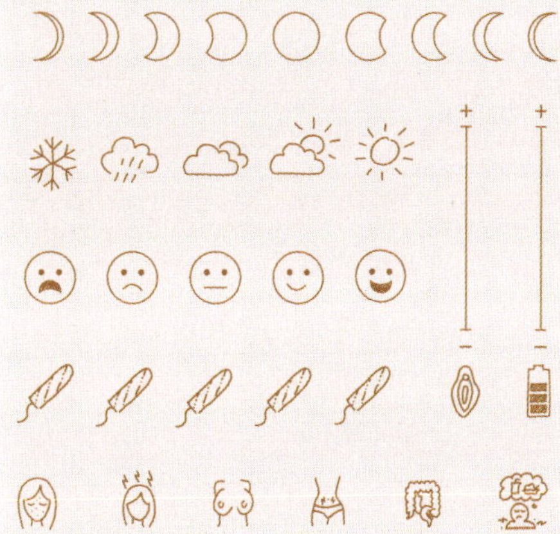

Heute hat mich emotional und mental beschäftigt

Körperliche Besonderheiten

Das hat mich heute alles beeinflusst

Meine heutige Stärke

Meine heutigen Glücksmomente

NOTIZEN

GUT ZU WISSEN

Deine Zyklusgesundheit ist sehr stark von deiner Darmgesundheit abhängig. Nur ein gesunder Darm mit stabiler und vielfältiger Darmflora kann aus deinen Lebensmitteln alle notwendigen Nährstoffe in ausreichender Menge ziehen. Deine Darmflora schulen kannst du z.B. mit „30 per Week", d.h. pro Woche Bestandteile von 30 verschiedenen Pflanzen essen. Im Boni-Bereich unter www.fraulichkeit.de/journal findest du dafür neben einer Lebensmittelliste auch eine Übersicht zum Abhaken.

ZYKLUSNR.: ______ ZYKLUSTAG: ______ DATUM: ______________

Mein Vorsatz für heute

Das ist mir heute gut gelungen

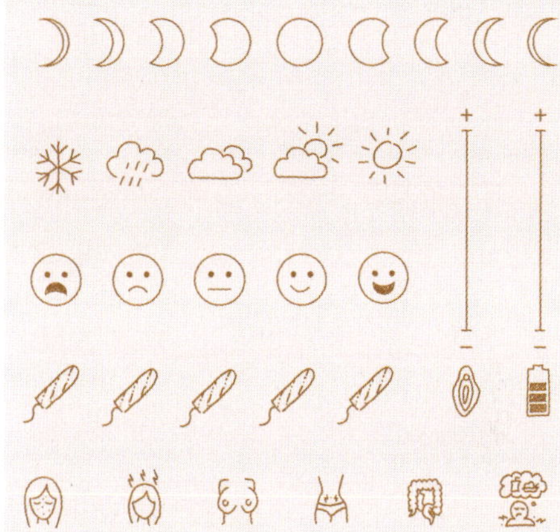

Heute hat mich emotional und mental beschäftigt

Körperliche Besonderheiten

Das hat mich heute alles beeinflusst

Meine heutige Stärke

Meine heutigen Glücksmomente

ZYKLUSNR.: ______ ZYKLUSTAG: ______ DATUM: ______________

Mein Vorsatz für heute

Das ist mir heute gut gelungen

Heute hat mich emotional und mental beschäftigt

Körperliche Besonderheiten

Das hat mich heute alles beeinflusst

Meine heutige Stärke

Meine heutigen Glücksmomente

ZYKLUSNR.: ______ ZYKLUSTAG: ______ DATUM: ______________

Mein Vorsatz für heute

Das ist mir heute gut gelungen

Heute hat mich emotional und mental beschäftigt

Körperliche Besonderheiten

Das hat mich heute alles beeinflusst

Meine heutige Stärke

Meine heutigen Glücksmomente

ZYKLUSNR.: ______ ZYKLUSTAG: ______ DATUM: ______________

Mein Vorsatz für heute

Das ist mir heute gut gelungen

Heute hat mich emotional und mental beschäftigt

Körperliche Besonderheiten

Das hat mich heute alles beeinflusst

Meine heutige Stärke

Meine heutigen Glücksmomente

ZYKLUSNR.: ______ ZYKLUSTAG: ______ DATUM: ______________

Mein Vorsatz für heute

Das ist mir heute gut gelungen

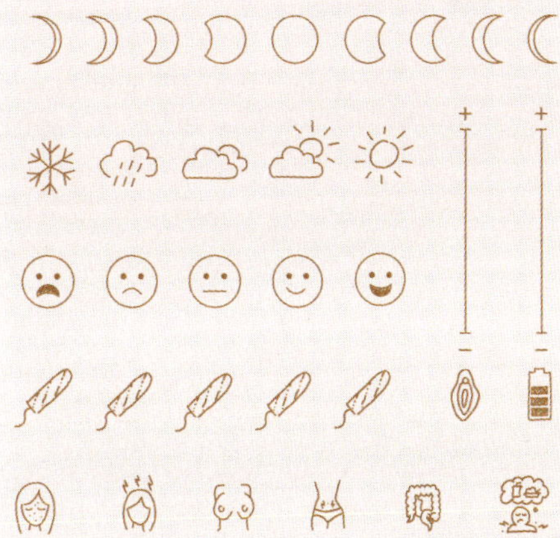

Heute hat mich emotional und mental beschäftigt

Körperliche Besonderheiten

Das hat mich heute alles beeinflusst

Meine heutige Stärke

Meine heutigen Glücksmomente

Rezept

INNERER HERBST

TEEMISCHUNG "INNERER HERBST"

ZUBEREITUNG

1. Mische Frauenmantel, Melisse und Brennnessel im Verhältnis 2:2:1.
2. Mit sprudelnd heißem Wasser übergießen und 10 Minuten ziehen lassen.

Diese Teemischung beugt PMS-Beschwerden wie Wassereinlagerungen und innerer Anspannung vor und harmonisiert deinen Hormonspiegel.

GUT ZU WISSEN

Mit Heißhunger vor der Periode will dich dein Körper nicht ärgern, sondern sendet dir ein wichtiges Signal: Ihm fehlt etwas! Je nachdem, worauf du Lust hast, kannst du herausfinden, was. Süßes zeigt entweder, dass es dir emotional nicht gut geht oder du den Mehrbedarf an Kalorien in dieser Zyklusphase nicht deckst. Lust auf Fleisch entsteht durch Eisen-, Vitamin-B- und Selenmangel. Lust auf Bitteres deutet auf eine überforderte Leber hin und Lust auf Bananen zeigt einen Kalium- und Magnesiumbedarf.

ZYKLUSNR.: ______ ZYKLUSTAG: ______ DATUM: ______________

Mein Vorsatz für heute

Das ist mir heute gut gelungen

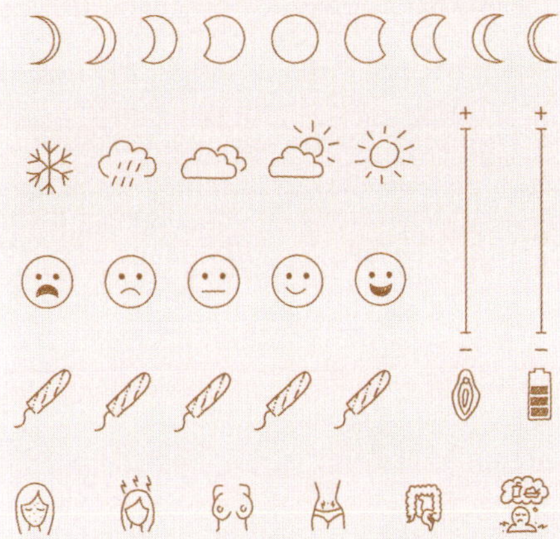

Heute hat mich emotional und mental beschäftigt

Körperliche Besonderheiten

Das hat mich heute alles beeinflusst

Meine heutige Stärke

Meine heutigen Glücksmomente

ZYKLUSNR.: ______ ZYKLUSTAG: ______ DATUM: ______________

Mein Vorsatz für heute

Das ist mir heute gut gelungen

Heute hat mich emotional und mental beschäftigt

Körperliche Besonderheiten

Das hat mich heute alles beeinflusst

Meine heutige Stärke

Meine heutigen Glücksmomente

BLÜTENSEIFE

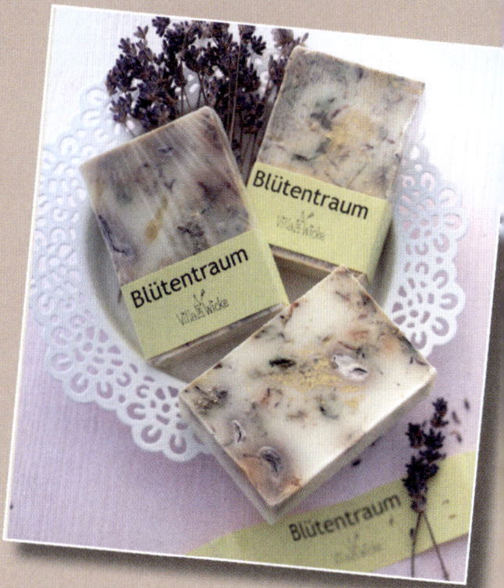

MATERIAL

- rechteckige Silikonform
- 100 g Rohseife in Weiß
- 1 TL getrocknete Blüten
- Seifenduftöl nach Wunsch, z. B. Lavendel
- 1–2 Tropfen Seifenfarbe in Orange
- Seifenfarbpulver in Gold

ANLEITUNG

1. Die Seife schmelzen: Seifenrohmasse lässt sich in der Mikrowelle oder im Wasserbad einschmelzen. Dabei sollte nur mit mittlerer Hitze gearbeitet werden. Zu große Hitze schadet der Qualität. Seifenblöcke sollten erst in kleine Stücke geschnitten und in ein hitzebeständiges Becherglas gegeben werden. Gießseife in einem kleinen Kunststoffeimer kann direkt mit diesem ins Wasserbad oder in die Mikrowelle gestellt werden. Rühre die Masse beim Erwärmen mehrmals um.

2. Sobald sie geschmolzen ist, können Farben, Düfte und weitere Zusätze hinzugefügt werden. Weniger ist oft mehr. Taste dich am besten tröpfchenweise an die gewünschte Duftintensität und -mischung heran.

3. Die Seife nun mit Orange einfärben. Beim Arbeiten mit Farben solltest du unbedingt eine Unterlage benutzen, um den Tisch oder die Küchenarbeitsplatte zu schützen. Trage am besten Latexhandschuhe.

4. Die getrockneten Blüten in die Seifenform geben.

5. Die vorbereitete Seifenmasse muss nun in Form gebracht werden. Dazu können spezielle Seifengießformen aus dem Bastelfachhandel verwendet werden. Diese gibt es in eckig, rund oder oval und in unzähligen Varianten. Wichtig ist, dass die Form sicher und gerade steht. Nur so erhälst du ein schönes Ergebnis. Verwende dazu einen Stützrahmen (aus dem Bastelfachhandel), in den die Formen vor dem Gießen eingehängt werden, oder stütze die Formen alternativ mit Handtüchern oder Knetmasse ab.

6. Fülle die Seifenmasse ein und lasse sie abkühlen. Sobald die Masse vollständig fest ist, kann die Seife vorsichtig von unten aus der Form gedrückt werden.

7. Sollte etwas Seifenmasse über den Rand gelaufen sein, kann diese einfach mit dem Messer abgetrennt werden.

8. Etwas goldenes Farbpulver auf die Seifenstücke streuen und festdrücken. Dadurch entsteht ein sehr edler Effekt.

TIPP Straff in Klarsichtfolie gewickelt und an einem trockenen, kühlen Ort gelagert hält sich die Seife mindestens drei Monate.

ZYKLUSNR.: ______ ZYKLUSTAG: ______ DATUM: ______________

Mein Vorsatz für heute

Das ist mir heute gut gelungen

Heute hat mich emotional und mental beschäftigt

Körperliche Besonderheiten

Das hat mich heute alles beeinflusst

Meine heutige Stärke

Meine heutigen Glücksmomente

ZYKLUSNR.: ______ ZYKLUSTAG: ______ DATUM: ______________

Mein Vorsatz für heute

Das ist mir heute gut gelungen

Heute hat mich emotional und mental beschäftigt

Körperliche Besonderheiten

Das hat mich heute alles beeinflusst

Meine heutige Stärke

Meine heutigen Glücksmomente

ZYKLUS-NR.: ______

ZYKLUS-ÜBERSICHT

DATUM: ______________

Zyklustag	1	2	3	4	5	6	7	8	9	10	11	12	13	14	15	16	17	18	19	20	21	22	23	24	25	26	27	28	29	30	31
Mond																															
Wetter																															
Blutung																															
Energie																															
Libido																															
Stimmung																															
Schlaf																															
Arbeit																															
Bewegung																															
Haut																															
Kopfweh																															
Brüste																															
Unterleib																															
Verdauung																															

Fazit

ZYKLUS 2

Was mir in diesem Zyklus aufgefallen ist

Was mir in diesem Zyklus gelungen ist

Was mich diesen Zyklus negativ beeinflusst hat und was ich zukünftig vermeiden werde

Was mir diesen Zyklus gutgetan hat und was ich öfters machen werde

Beobachtungen meiner Mitmenschen

Fazit für diesen Zyklus

Selbstfürsorge ZYKLUS 3

Die Zyklushormone Östrogen und Progesteron beeinflussen nicht nur die Aktivität in deinen Eierstöcken, sondern u.a. auch die Leitgeschwindigkeit deiner Nervenzellen. Dadurch verändert sich im Laufe des Zyklus z.B., wie schnell du dich gereizt fühlst und wie viel Stress du verträgst. Auch deine körperliche Leistungsfähigkeit und dein mentaler Fokus verändern sich je nachdem, welches Hormon dominiert.

Beschwerden in bestimmten Zyklusphasen können zusätzlich dafür sorgen, dass du dich weniger wohl in deiner Haut und unter Menschen fühlst. Was dir in der einen Zyklusphase hilft, deine Akkus aufzuladen, kann dir an einem anderen Tag im Zyklus deshalb eher den letzten Nerv rauben. Umso hilfreicher ist es, deine unterschiedlichen Grenzen und Bedürfnisse je Zyklusphase zu kennen und sie dir auch zuzugestehen.

INNERER FRÜHLING

- Weniger Schlaf
- Körperliche und emotionale Stabilität wächst
- Hoher Bedarf an Abwechslung und Neugierde
- Neues ausprobieren

INNERER WINTER

- Erhöhter Schlafbedarf
- Körperlich am wenigsten leistungsfähig
- Hoher Bedarf an Rückzug und Ruhe
- Dabeisein oder zuschauen

INNERER SOMMER

- Geringster Schlafbedarf
- Höchste körperliche und mentale Leistungsfähigkeit
- Hoher Bedarf an Kontakt zu anderen
- Umsetzen und gestalten

INNERER HERBST

- Erhöhter Schlafbedarf
- Emotionale und mentale Reizbarkeit
- Hoher Bedarf an Struktur und Sicherheit
- Anspannung loslassen

Beginning

ZYKLUS-NR.: ______ DATUM: ______

Was ich mit diesem Zyklus gehen lassen möchte

Wie ich dafür sorge, dass ich es wirklich loslassen kann

Was ich mit diesem Zyklus einladen und neu ausprobieren möchte

Herausforderungen, die ich in diesem Zyklus auf mich zukommen sehe

Wie ich mich auf diese Herausforderungen vorbereite, um sie zu meistern

Mein Mantra für diesen Zyklus

ZYKLUSNR.: ______ ZYKLUSTAG: ______ DATUM: ______________

Mein Vorsatz für heute

Das ist mir heute gut gelungen

Heute hat mich emotional und mental beschäftigt

Körperliche Besonderheiten

Das hat mich heute alles beeinflusst

Meine heutige Stärke

Meine heutigen Glücksmomente

ZYKLUSNR.: ______ ZYKLUSTAG: ______ DATUM: ______________

Mein Vorsatz für heute

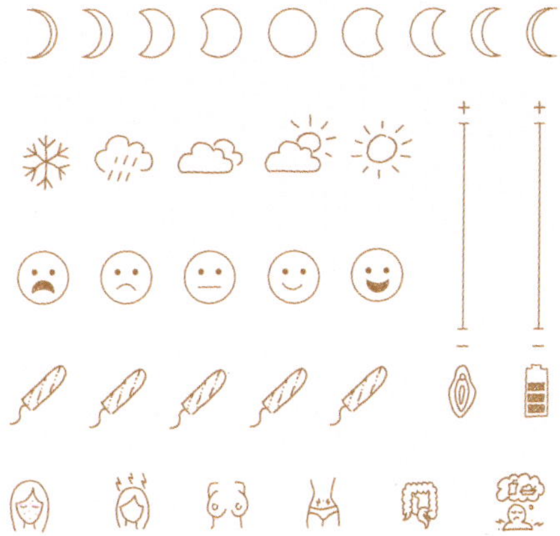

Das ist mir heute gut gelungen

Heute hat mich emotional und mental beschäftigt

Körperliche Besonderheiten

Das hat mich heute alles beeinflusst

Meine heutige Stärke

Meine heutigen Glücksmomente

ZYKLUSNR.: ______ ZYKLUSTAG: ______ DATUM: ______________

Mein Vorsatz für heute

Das ist mir heute gut gelungen

Heute hat mich emotional und mental beschäftigt

Körperliche Besonderheiten

Das hat mich heute alles beeinflusst

Meine heutige Stärke

Meine heutigen Glücksmomente

Rezept
INNERER WINTER

GEWÜRZTER KAKAO

ZUTATEN

- ☑ 1 gehäufter EL Kakao
- ☑ 1 EL brauner Zucker
- ☑ 1 Prise Zimt
- ☑ gemahlener Kardamom
- ☑ Ingwerpulver
- ☑ 200 ml Milch oder pflanzliche Milch oder Wasser

ZUBEREITUNG

Gewürzter Kakao gehört inzwischen zu meinem Standardverwöhnprogramm während der Periode. In der Tasse 1 gehäuften EL Kakao, 1 EL braunen Zucker, 1 Prise Zimt, gemahlenen Kardamom und Ingwerpulver vermischen. Mit einem Schluck kalter Milch, Pflanzendrink oder Wasser verrühren - am besten mit dem Schneebesen oder dem elektrischen Aufschäumer. 200 ml Milch oder pflanzliche Milch oder Wasser aufwärmen und in die Tasse gießen, umrühren und genießen. Wer will, kann den Kakao noch mit einem Schluck Sahne oder Kokosmilch verfeinern.

GUT ZU WISSEN Viele Frauen machen den Fehler, bei Regelschmerzen die Luft anzuhalten und sich zu krümmen. Dieses Verhalten ist total verständlich, wenn dir die Beschwerden quasi die Luft rauben. Aber deine Gebärmutter ist ein Muskel, der Sauerstoff und Platz benötigt. Wenn du das nächste Mal eine Schmerzwelle spürst, atme lieber tief in den Bauch und Brustkorb ein und richte dich dabei auf. Mit ein bisschen Übung können die Krämpfe dadurch an Intensität verlieren.

ZYKLUSNR.: ______ ZYKLUSTAG: ______ DATUM: ____________

Mein Vorsatz für heute

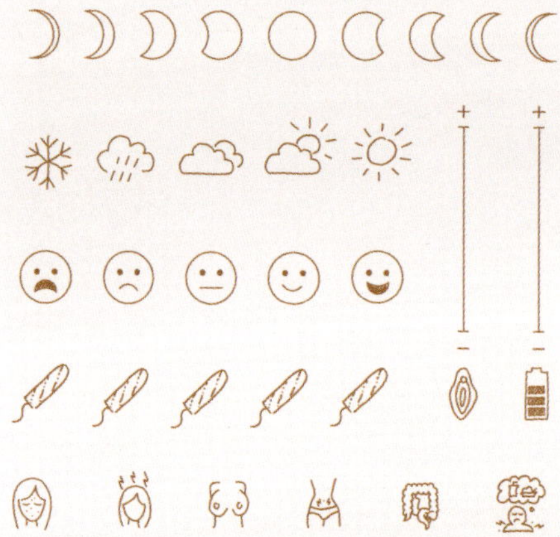

Das ist mir heute gut gelungen

Heute hat mich emotional und mental beschäftigt

Körperliche Besonderheiten

Das hat mich heute alles beeinflusst

Meine heutige Stärke

Meine heutigen Glücksmomente

ZYKLUSNR.: ______ ZYKLUSTAG: ______ DATUM: ______________

Mein Vorsatz für heute

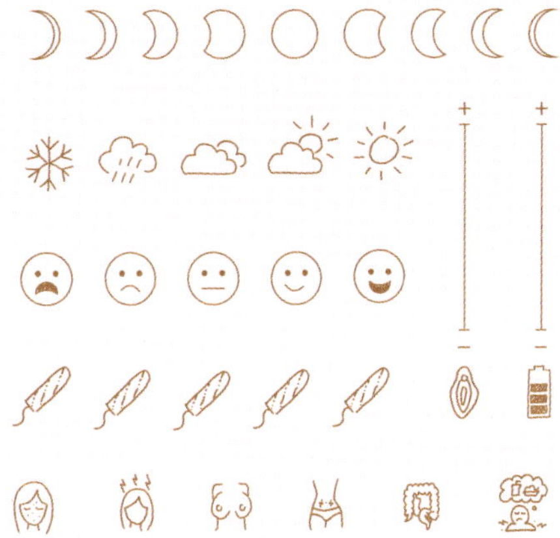

Das ist mir heute gut gelungen

Heute hat mich emotional und mental beschäftigt

Körperliche Besonderheiten

Das hat mich heute alles beeinflusst

Meine heutige Stärke

Meine heutigen Glücksmomente

ZYKLUSNR.: ______ ZYKLUSTAG: ______ DATUM: ______________

Mein Vorsatz für heute

Das ist mir heute gut gelungen

Heute hat mich emotional und mental beschäftigt

Körperliche Besonderheiten

Das hat mich heute alles beeinflusst

Meine heutige Stärke

Meine heutigen Glücksmomente

ZYKLUSNR.: ______ ZYKLUSTAG: ______ DATUM: ______________

Mein Vorsatz für heute

Das ist mir heute gut gelungen

Heute hat mich emotional und mental beschäftigt

Körperliche Besonderheiten

Das hat mich heute alles beeinflusst

Meine heutige Stärke

Meine heutigen Glücksmomente

WÄRMFLASCHENBEZUG

MATERIAL

- ☑ Alpen-Fleece in Grau, 120 cm x 40 cm
- ☑ Jersey in Grau-Weiß gestreift, 120 cm x 40 cm
- ☑ Gummilitze, 1 cm breit, 70 cm lang
- ☑ Satin-Band in Dunkelgrün, 1 cm breit, 110 cm lang
- ☑ Kordel in Weiß, 3-5 mm, 110 cm lang
- ☑ Schnittmustervorlage im TOPP Download-Center

ZUSCHNITT

- ☑ An allen Teilen jeweils 0,75 cm Nahtzugabe zugeben.
- ☑ Fleece und Jersey Je 2x „Wärmflaschenteil"

Passend für Wärmflasche 32 x 20 cm

ANLEITUNG

1. Die Gummilitze in 4 Stücke teilen und auf jedes Wärmflaschenteil ein Stück aufnähen. Dafür die Litze entsprechend der Markierung im Schnittmuster an einer Seitenkante auf die linke Stoffseite stecken. Den Anfang der Litze mit Zickzackstichen (2,5 mm lang, 2,5 mm breit) auf der Nahtzugabe festnähen. Dann die Litze dehnen, sodass sie am Ende ca. 4-5 cm übersteht, und quer über dem Teil festnähen. Das überstehende Ende der Litze abschneiden.

2. Jeweils zwei gleiche Stoffe rechts auf rechts aufeinanderstecken und an den Seitenkanten und am Boden zusammennähen. Dabei an einem Bezug die Wendeöffnung auslassen, den anderen Bezug am Boden durchgängig zusammennähen. Die Nahtzugaben an den Rundungen V-förmig einknipsen.

3. Einen Bezug auf rechts wenden und in den anderen Bezug hineinschieben, sodass die Bezüge rechts auf rechts aufeinanderliegen. Die oberen offenen Kanten bündig zusammenstecken und zusammennähen.

4. Die Bezüge durch die Wendeöffnung wenden. Die Nahtzugaben an der Öffnung nach innen einschlagen und die Öffnung von Hand mit Matratzenstichen oder knappkantig mit der Maschine schließen.

5. Den Bezug so wenden, dass die gewünschte Seite außen liegt, und mit dem Band verzieren. Du kannst den Bezug auch aus Strick oder Nicki arbeiten, dann sollten aber nach dem Zusammennähen die Nahtzugaben versäubert werden.

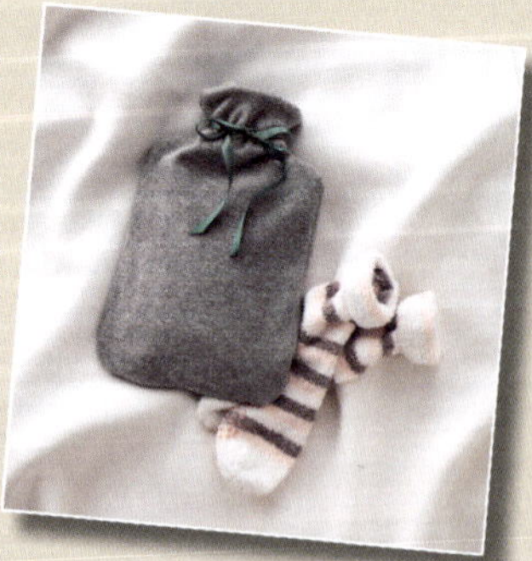

ZYKLUSNR.: ______ ZYKLUSTAG: ______ DATUM: ______________

Mein Vorsatz für heute

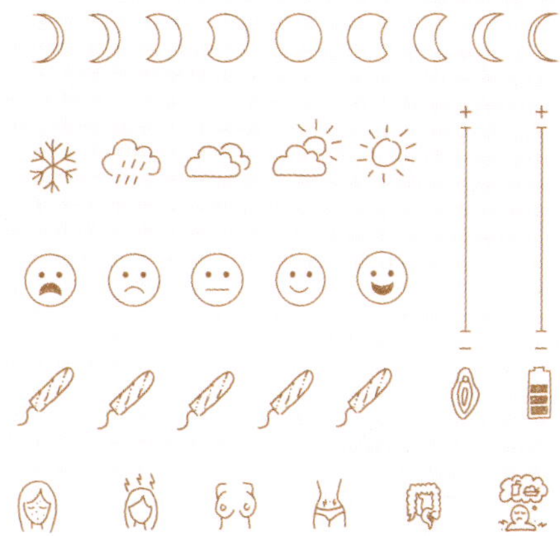

Das ist mir heute gut gelungen

Heute hat mich emotional und mental beschäftigt

Körperliche Besonderheiten

Das hat mich heute alles beeinflusst

Meine heutige Stärke

Meine heutigen Glücksmomente

ZYKLUSNR.: ______ ZYKLUSTAG: ______ DATUM: ______________

Mein Vorsatz für heute

Das ist mir heute gut gelungen

Heute hat mich emotional und mental beschäftigt

Körperliche Besonderheiten

Das hat mich heute alles beeinflusst

Meine heutige Stärke

Meine heutigen Glücksmomente

ZYKLUSNR.: ______ ZYKLUSTAG: ______ DATUM: ______________

Mein Vorsatz für heute

Das ist mir heute gut gelungen

Heute hat mich emotional und mental beschäftigt

Körperliche Besonderheiten

Das hat mich heute alles beeinflusst

Meine heutige Stärke

Meine heutigen Glücksmomente

ZYKLUSNR.: ______ ZYKLUSTAG: ______ DATUM: ______________

Mein Vorsatz für heute

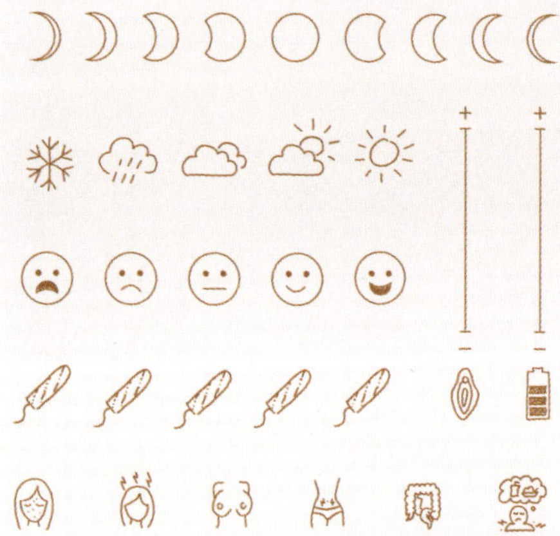

Das ist mir heute gut gelungen

Heute hat mich emotional und mental beschäftigt

Körperliche Besonderheiten

Das hat mich heute alles beeinflusst

Meine heutige Stärke

Meine heutigen Glücksmomente

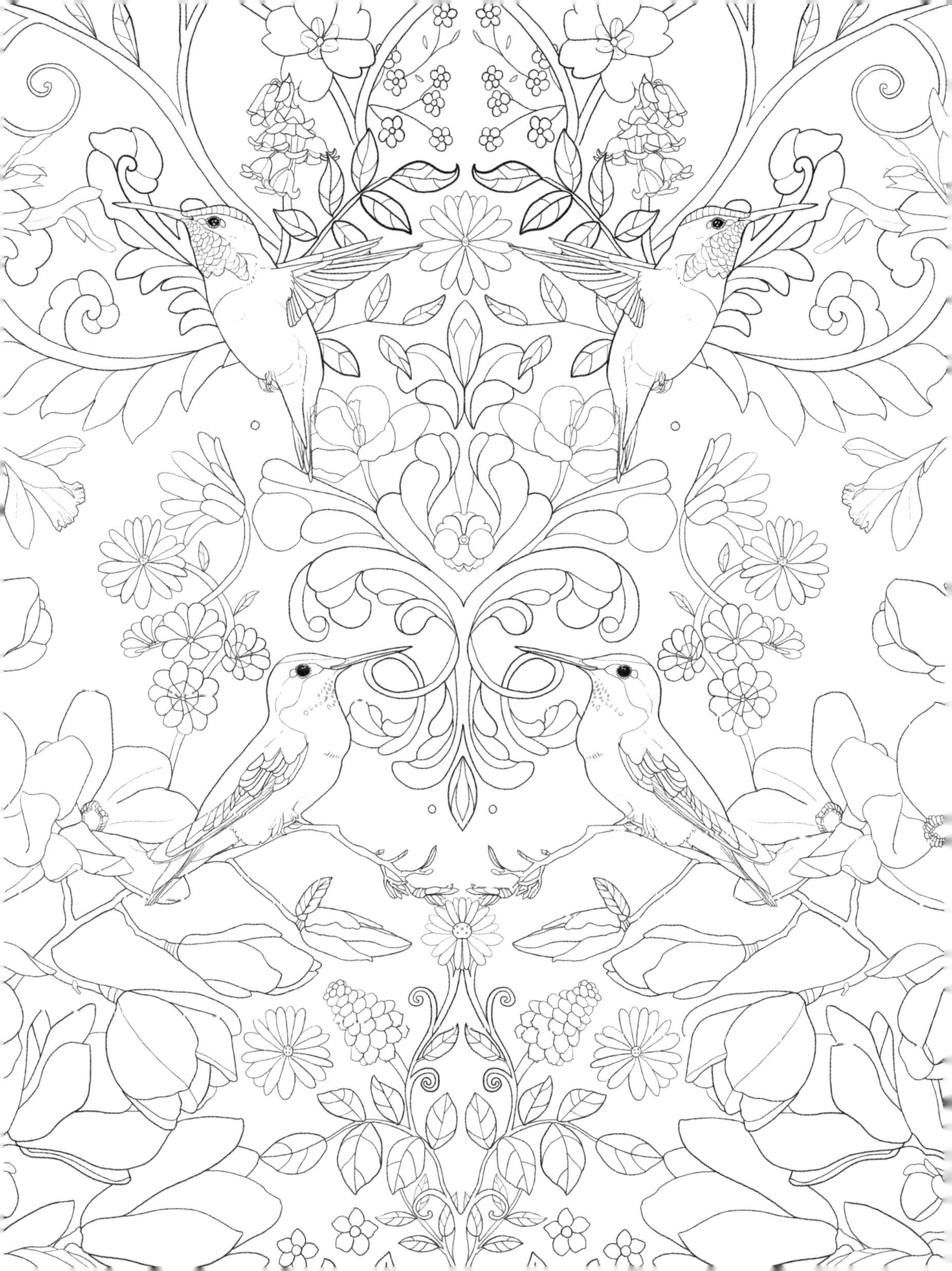

ZYKLUSNR.: ______ ZYKLUSTAG: ______ DATUM: ______________

Mein Vorsatz für heute

Das ist mir heute gut gelungen

Heute hat mich emotional und mental beschäftigt

Körperliche Besonderheiten

Das hat mich heute alles beeinflusst

Meine heutige Stärke

Meine heutigen Glücksmomente

ZYKLUSNR.: ______ ZYKLUSTAG: ______ DATUM: ______________

Mein Vorsatz für heute

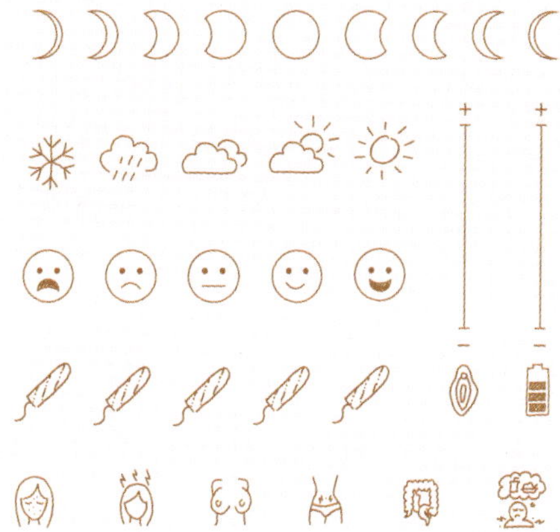

Das ist mir heute gut gelungen

Heute hat mich emotional und mental beschäftigt

Körperliche Besonderheiten

Das hat mich heute alles beeinflusst

Meine heutige Stärke

Meine heutigen Glücksmomente

Rezept
INNERER FRÜHLING

KICHERERBSEN-BASILIKUM-SALAT

ZUTATEN

- ☑ 1 - 2 Bio-Zitronen
- ☑ 5 EL gutes Ölivenöl
- ☑ ½ TL Salz, Pfeffer
- ☑ 1 Knoblauchzehe
- ☑ 1 Schalotte oder Frühlingszwiebel
- ☑ 1 Dose oder Glas gekochte Kichererbsen
- ☑ 1 Bund Basilikum

Dieser fruchtig-frische Salat macht nicht nur satt, sondern versorgt deinen Körper auch mit gesunden Fetten und ausreichend Proteinen für die Eizellreifung.

ZUBEREITUNG

1. Zitronen pressen und Schale abreiben. Mit Olivenöl, Salz und Pfeffer vermischen. Knoblauch und Schalotte schälen, kleinschneiden und dazu geben.

2. Kichererbsen abgießen (Kichererbsenwasser kann für andere Gerichte und zum Backen verwendet werden!). Basilikum abwaschen, die Blätter von den Stängeln zupfen und grob hacken.

3. Alle Zutaten vermischen und mindestens eine Stunde ziehen lassen.

GUT ZU WISSEN Packe dir ein Wohlfühlpaket für deine nächste Periode mit allem, was dir die Zeit deiner Menstruation erleichtert und verschönert. Gestalte dafür eine Kiste oder einen Stoffbeutel und fülle ihn mit Dingen für alle fünf Sinne, die dir guttun und auf die du dich wirklich freust. Ziel ist es, dass du es kaum erwarten kannst, dieses Paket öffnen zu dürfen, wenn deine Periode einsetzt! Z.B. Wohlfühlunterwäsche, Kuschelsocken, Lieblingsschoki, Kerzen, Duftöl, Massageball ...

do it yourself

INNERER FRÜHLING

SPRÜCHE-SPIEGEL

ANLEITUNG

1. Erstelle auf dem Schreibpapier eine Vorlage des Spruchs, frei Hand oder ausgedruckt (s. Seite 251). Platziere das Schneiderkopierpapier mit der Kreideseite nach unten auf dem staub- und fettfreien Spiegel und fixiere es mit dem Klebefilm. Lege anschließend die Vorlage auf und fixiere diese ebenfalls mit Klebefilm. Zum Übertragen der Vorlage den Spruch mit Bleistift nachziehen.

2. Die Vorlage und das Schneiderkopierpapier entfernen. Die Konturen der Buchstaben mit dem Lackmalstift auf dem Spiegel nachzeichnen. Lege dabei ein Papier unter die Hand, mit der du schreibst, damit die Kreidelinien nicht verwischt werden und keine Fettrückstände auf die Glasfläche gelangen. Vorsicht: Du solltest unbedingt darauf achten, dass du nicht an die frische Lackfarbe kommst, um Verschmierungen und Flecken auf dem Glas zu vermeiden. Gut durchtrocknen lassen.

3. Male nun mit dem Lackmalstift Muster in die einzelnen Buchstaben. Auch hier solltest du nicht mit der frisch aufgetragenen Lackfarbe in Berührung kommen. Nach dem Trocknen kannst du die Spiegelfläche zwischen den Buchstaben mit Punkten, Kringeln, Paisleys, Herzen und Blumen ausmalen.

4. Die Lackfarbe mehrere Stunden gut durchtrocknen lassen.

5. Gegebenenfalls noch sichtbare Kreide des Schneiderkopierpapiers vorsichtig mit einem feuchten Tuch und etwas Spülmittel entfernen.

TIPP Wenn du keinen permanenten Effekt willst, kannst du das Motiv auch mit Kreidemarker aufmalen. So kannst du jede Woche einen anderen, deiner Stimmung entsprechenden Spruch aufmalen.

MATERIAL

- ☑ Spiegel, 40 x 30 cm
- ☑ permanenter Lackmalstift in Weiß, 2-4 mm breit
- ☑ Schneiderkopierpapier in Weiß
- ☑ Schreibpapier
- ☑ Klebefilm
- ☑ Papier
- ☑ Bleistift

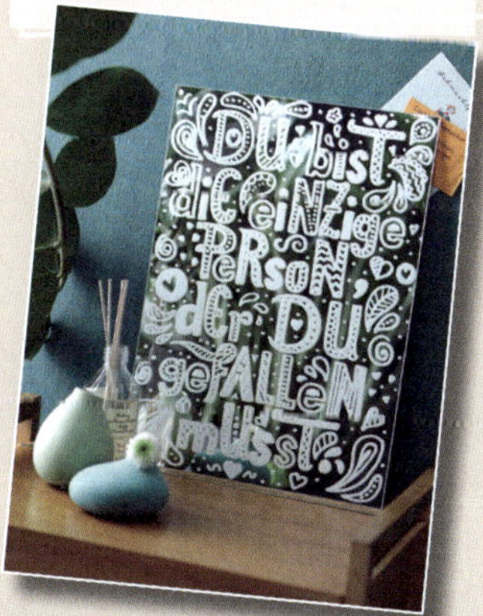

ZYKLUSNR.: ______ ZYKLUSTAG: ______ DATUM: ______________

Mein Vorsatz für heute

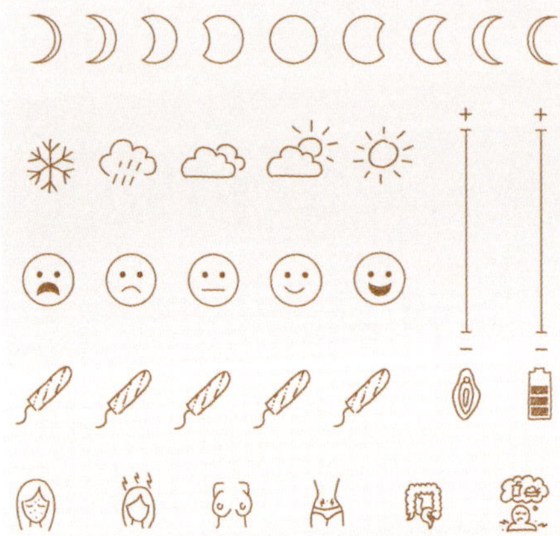

Das ist mir heute gut gelungen

Heute hat mich emotional und mental beschäftigt

Körperliche Besonderheiten

Das hat mich heute alles beeinflusst

Meine heutige Stärke

Meine heutigen Glücksmomente

ZYKLUSNR.: ______ ZYKLUSTAG: ______ DATUM: ______________

Mein Vorsatz für heute

Das ist mir heute gut gelungen

Heute hat mich emotional und mental beschäftigt

Körperliche Besonderheiten

Das hat mich heute alles beeinflusst

Meine heutige Stärke

Meine heutigen Glücksmomente

ZYKLUSNR.: ______ ZYKLUSTAG: ______ DATUM: ____________

Mein Vorsatz für heute

Das ist mir heute gut gelungen

Heute hat mich emotional und mental beschäftigt

Körperliche Besonderheiten

Das hat mich heute alles beeinflusst

Meine heutige Stärke

Meine heutigen Glücksmomente

ZYKLUSNR.: ______ ZYKLUSTAG: ______ DATUM: ______________

Mein Vorsatz für heute

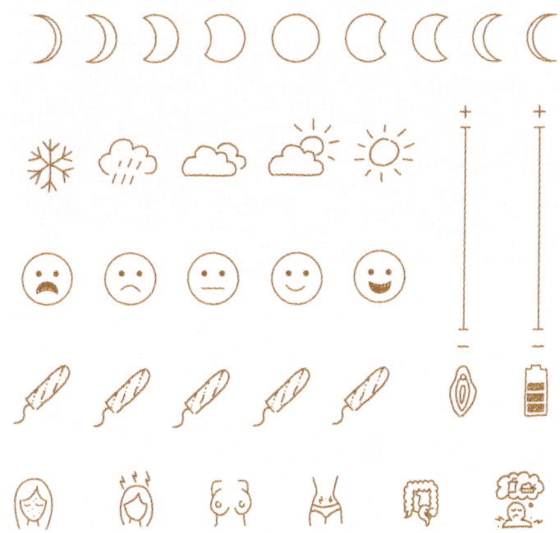

Das ist mir heute gut gelungen

Heute hat mich emotional und mental beschäftigt

Körperliche Besonderheiten

Das hat mich heute alles beeinflusst

Meine heutige Stärke

Meine heutigen Glücksmomente

Rezept
INNERER SOMMER

TEEMISCHUNG "INNERER SOMMER"

ZUBEREITUNG

1. Mische Zitronenmelisse, Hanfblätter und Holunderblüten im Verhältnis 1:1:1.

2. Mit sprudelnd heißem Wasser übergießen und 8 Minuten ziehen lassen.

Diese Teemischung wirkt erfrischend, weckt deine Lebensgeister und regt die Eizellreifung an.

GUT ZU WISSEN

Überlege dir einmal, was dich wirklich entspannt und Stress abbauen lässt. Mache dir am besten eine Übersicht mit verschiedenen Entspannungsmöglichkeiten für die unterschiedlichsten Gelegenheiten: für draußen, für drinnen, für Momente, in denen du nur fünf Minuten Zeit hast oder eine Stunde. Z.B. eine Atem- oder Achtsamkeitsübung, eine Tasse Tee genießen, zum Lieblingslied tanzen, Malen, Yoga, Spazierengehen, Basteln, Knüpfen, Lesen usw.

ZYKLUSNR.: ______ ZYKLUSTAG: ______ DATUM: ______________

Mein Vorsatz für heute

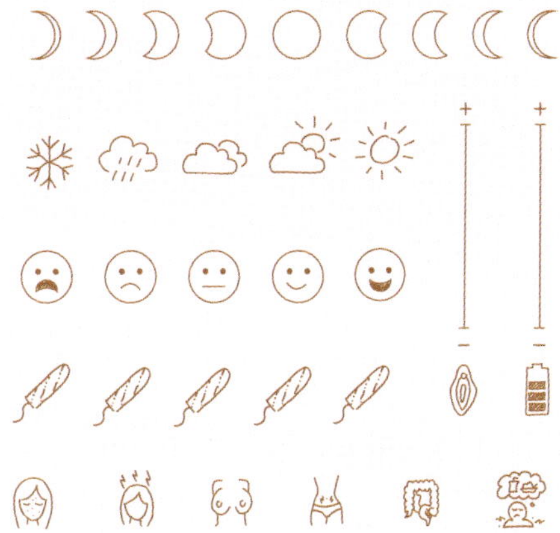

Das ist mir heute gut gelungen

Heute hat mich emotional und mental beschäftigt

Körperliche Besonderheiten

Das hat mich heute alles beeinflusst

Meine heutige Stärke

Meine heutigen Glücksmomente

ZYKLUSNR.: ______ ZYKLUSTAG: ______ DATUM: ______________

Mein Vorsatz für heute

Das ist mir heute gut gelungen

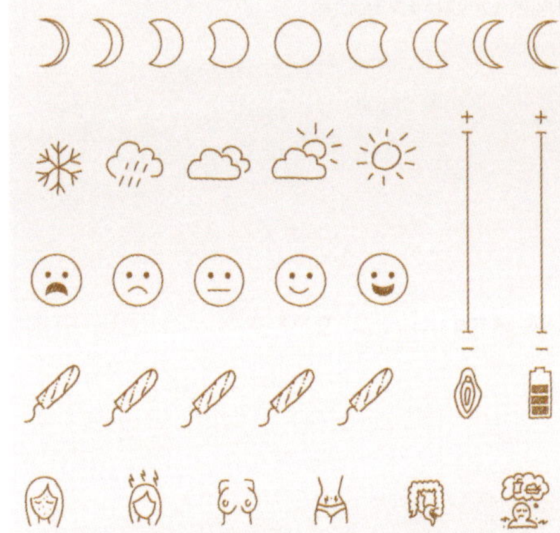

Heute hat mich emotional und mental beschäftigt

Körperliche Besonderheiten

Das hat mich heute alles beeinflusst

Meine heutige Stärke

Meine heutigen Glücksmomente

ZYKLUSNR.: ______ ZYKLUSTAG: ______ DATUM: ______________

Mein Vorsatz für heute

Das ist mir heute gut gelungen

Heute hat mich emotional und mental beschäftigt

Körperliche Besonderheiten

Das hat mich heute alles beeinflusst

Meine heutige Stärke

Meine heutigen Glücksmomente

do it yourself

INNERER SOMMER

NATURTISCH ZUM CHILLEN

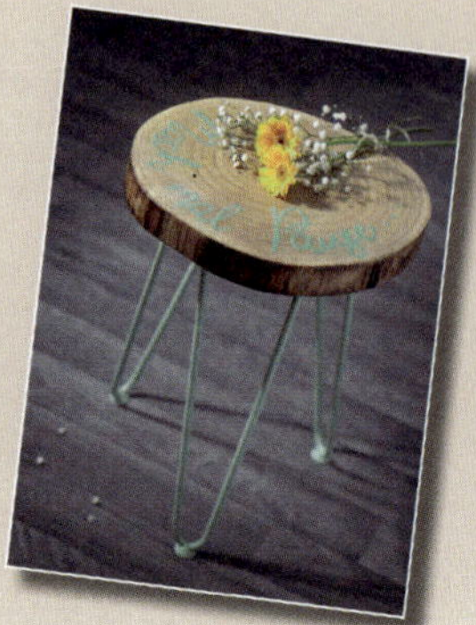

MATERIAL

- ☑ Baumscheibe, 4 cm stark, ø ca. 35 cm
- ☑ Schleifpapier, 100er- und 180er-Körnung
- ☑ Schleifklotz
- ☑ breiter Flachpinsel
- ☑ Klarlack in Seidenmatt
- ☑ 3 Haarnadelbeine in Pastellgrün, 40 cm hoch
- ☑ 12 Holzschrauben, 4 mm x 20 mm
- ☑ Akkubohrschrauber mit Holzbohrer, ø 3,5 mm
- ☑ Schraubenzieher
- ☑ Bleistift
- ☑ Acrylmarker in Pastellgrün, Spitze ø 1,5 mm
- ☑ feuchtes Tuch
- ☑ Sprühlack in Transparent
- ☑ Aquarellstift in hellem Farbton
- ☑ VORLAGE Hocker im TOPP Download-Center

ANLEITUNG

1. Glätte die Oberfläche der Baumscheibe mit dem groben Schleifpapier, bis sie eben ist. Anschließend den Schleifstaub entfernen und Oberseite und Rand mit Klarlack lackieren. Gut trocknen lassen.

2. Schleife den Lack mit dem feinen Schleifpapier an, sodass er ganz glatt wird. Entferne den Schleifstaub und bringe eine zweite Lackschicht auf. Gut trocknen lassen. Bei Bedarf noch einmal wiederholen.

3. Lege die Baumscheibe mit der Oberseite nach unten auf den Boden und positioniere die Haarnadelbeine mithilfe der Vorlage in einem gleichschenkligen Dreieck auf der Unterseite. Zeichne mit dem Bleistift die Position der Schrauben an. Die Beine entfernen und die Löcher ca. 1 cm tief vorbohren. Dann die Beine mit den Schrauben anbringen.

4. Den ausgesuchten Spruch auf der Oberseite des Hockers mit hellem Aquarellstift vorschreiben. Das kannst du frei Hand machen oder du fertigst dir am Computer eine Vorlage an (s. Seite 251).

5. Schreibe den Spruch mit dem Acrylmarker nach. Nach dem Trocknen sichtbare Aquarellstiftlinien mit dem feuchten Tuch abtupfen. Ggf. den Spruch nachziehen, dann die Oberseite des Hockers mit dem Sprühlack überziehen. Trocknen lassen.

ZYKLUSNR.: ______ ZYKLUSTAG: ______ DATUM: ______________

Mein Vorsatz für heute

Das ist mir heute gut gelungen

Heute hat mich emotional und mental beschäftigt

Körperliche Besonderheiten

Das hat mich heute alles beeinflusst

Meine heutige Stärke

Meine heutigen Glücksmomente

ZYKLUSNR.: ______ ZYKLUSTAG: ______ DATUM: ______________

Mein Vorsatz für heute

Das ist mir heute gut gelungen

Heute hat mich emotional und mental beschäftigt

Körperliche Besonderheiten

Das hat mich heute alles beeinflusst

Meine heutige Stärke

Meine heutigen Glücksmomente

ZYKLUSNR.: ______ ZYKLUSTAG: ______ DATUM: ______________

Mein Vorsatz für heute

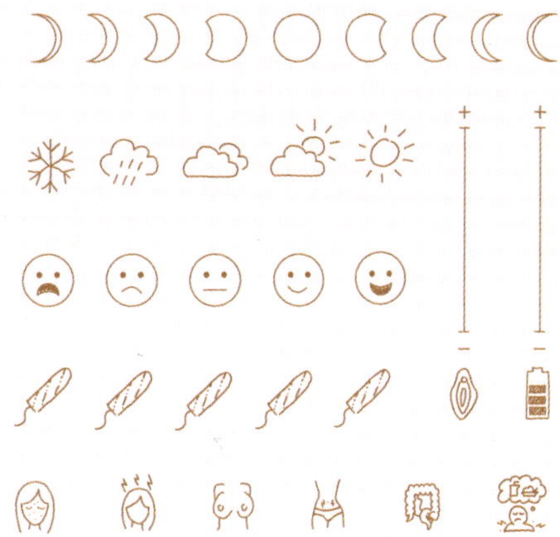

Das ist mir heute gut gelungen

Heute hat mich emotional und mental beschäftigt

Körperliche Besonderheiten

Das hat mich heute alles beeinflusst

Meine heutige Stärke

Meine heutigen Glücksmomente

ZYKLUSNR.: ______ ZYKLUSTAG: ______ DATUM: ____________

Mein Vorsatz für heute

Das ist mir heute gut gelungen

Heute hat mich emotional und mental beschäftigt

Körperliche Besonderheiten

Das hat mich heute alles beeinflusst

Meine heutige Stärke

Meine heutigen Glücksmomente

do it yourself

INNERER HERBST

EDLE TEELICHTER

ANLEITUNG

1. Die Modelliermasse mit der Teigrolle oder der leeren Wasserflasche etwa 5 mm dick ausrollen. Die Vorlage für die Blätter ausdrucken, ausschneiden und auf der Modelliermasse platzieren.

2. Nun die Blätter am Rand entlang mit der Nadel nachfahren und aus der Modelliermasse ausschneiden. Die Nadel dabei mit der Spitze immer senkrecht zur Unterlage führen, damit die Schnittkante gerade wird.

3. Die Vorlagen entfernen, die Ränder mit einem feuchten Finger glätten, dann mit dem Zahnstocher die Blattadern aufzeichnen – die Vorlage dient als Orientierung.

4. Die Blätter vorsichtig von der Unterlage abnehmen und mittig in die Schüsseln legen. Die Modelliermasse nach Herstellerangabe – ca. 2 Tage – ganz trocknen lassen.

5. Die Blätter vorsichtig aus den Schalen nehmen. Dann nach Herstellerangabe etwas Anlegemilch mit dem Pinsel auftragen und antrocknen lassen. Kleine Blattgoldstücke aufstreuen, mit dem weichen Pinsel aufstreichen und anschließend lose Stücke mit dem Pinsel abfegen.

6. Je ein Teelicht auf die Blätter stellen.

MATERIAL

- ☑ lufttrocknende Modelliermasse in Weiß
- ☑ 3 Müslischüsseln, ø ca. 13,5 cm, 10 cm und 8,5 cm
- ☑ alte Teigrolle oder leere Wasserflasche
- ☑ dünne Nadel
- ☑ Blattmetall in Gold
- ☑ Anlegemilch
- ☑ weiche Pinsel
- ☑ Zahnstocher
- ☑ Vorlage im TOPP Download-Center

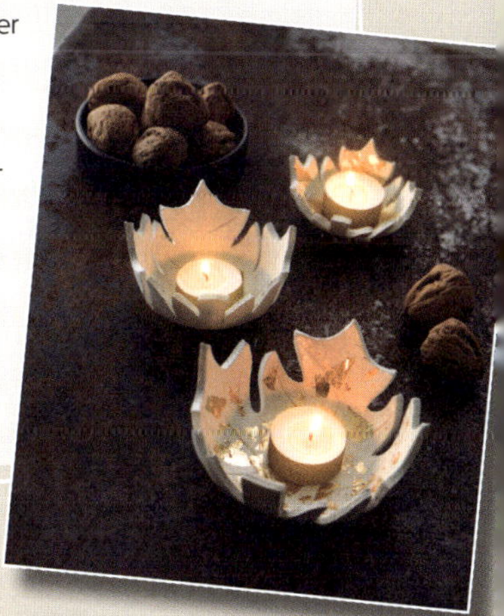

ZYKLUSNR.: ______ ZYKLUSTAG: ______ DATUM: ____________

Mein Vorsatz für heute

Das ist mir heute gut gelungen

Heute hat mich emotional und mental beschäftigt

Körperliche Besonderheiten

Das hat mich heute alles beeinflusst

Meine heutige Stärke

Meine heutigen Glücksmomente

ZYKLUSNR.: ______ ZYKLUSTAG: ______ DATUM: ____________

Mein Vorsatz für heute

Das ist mir heute gut gelungen

Heute hat mich emotional und mental beschäftigt

Körperliche Besonderheiten

Das hat mich heute alles beeinflusst

Meine heutige Stärke

Meine heutigen Glücksmomente

ZYKLUSNR.: ______ ZYKLUSTAG: ______ DATUM: ______________

Mein Vorsatz für heute

Das ist mir heute gut gelungen

Heute hat mich emotional und mental beschäftigt

Körperliche Besonderheiten

Das hat mich heute alles beeinflusst

Meine heutige Stärke

Meine heutigen Glücksmomente

ZYKLUSNR.: ______ ZYKLUSTAG: ______ DATUM: ______________

Mein Vorsatz für heute

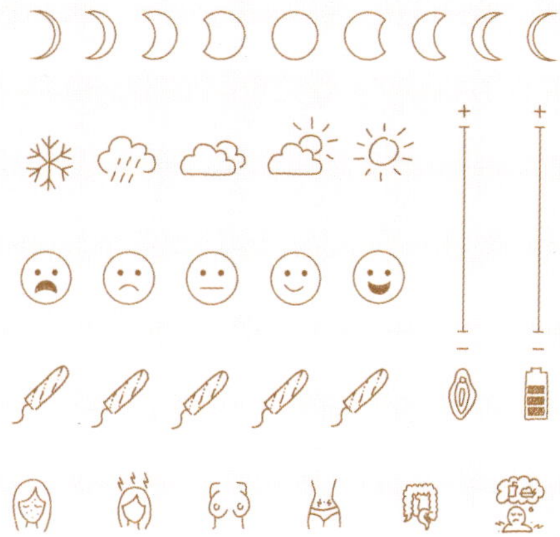

Das ist mir heute gut gelungen

Heute hat mich emotional und mental beschäftigt

Körperliche Besonderheiten

Das hat mich heute alles beeinflusst

Meine heutige Stärke

Meine heutigen Glücksmomente

NOTIZEN

GUT ZU WISSEN Im inneren Herbst übermannt uns häufig die innere Kritikerin, die an nichts ein gutes Haar lässt: weder am Gegenüber noch am Job, an der Wohnsituation oder an dir selbst. Dankbarkeitsübungen wie ein Dankbarkeitstagebuch können da ein toller Gegenpol sein. Denn Studien haben mehrfach nachgewiesen: Wer dankbar ist, kann nicht gleichzeitig traurig oder wütend sein, und Dankbarkeit senkt dein Stresshormonlevel. Also probiere es mal aus und finde drei Dinge, für die du heute dankbar bist!

ZYKLUSNR.: ______ ZYKLUSTAG: ______ DATUM: ______________

Mein Vorsatz für heute

Das ist mir heute gut gelungen

Heute hat mich emotional und mental beschäftigt

Körperliche Besonderheiten

Das hat mich heute alles beeinflusst

Meine heutige Stärke

Meine heutigen Glücksmomente

ZYKLUSNR.: ______ ZYKLUSTAG: ______ DATUM: ______________

Mein Vorsatz für heute

Das ist mir heute gut gelungen

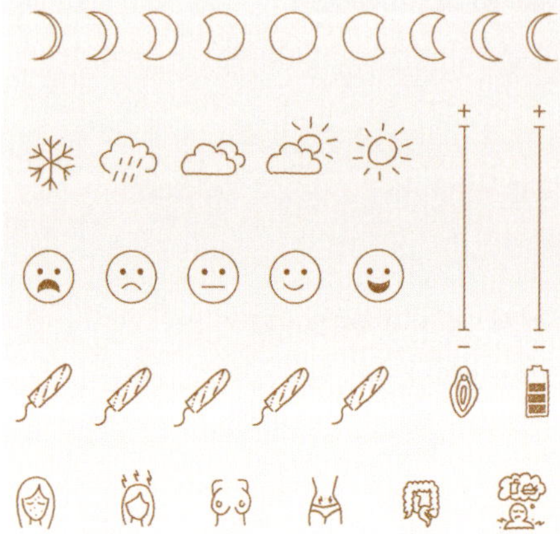

Heute hat mich emotional und mental beschäftigt

Körperliche Besonderheiten

Das hat mich heute alles beeinflusst

Meine heutige Stärke

Meine heutigen Glücksmomente

ZYKLUSNR.: ______ ZYKLUSTAG: ______ DATUM: ______________

Mein Vorsatz für heute

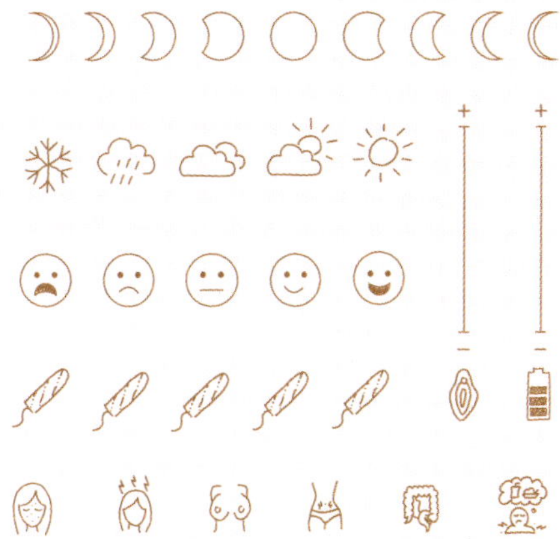

Das ist mir heute gut gelungen

Heute hat mich emotional und mental beschäftigt

Körperliche Besonderheiten

Das hat mich heute alles beeinflusst

Meine heutige Stärke

Meine heutigen Glücksmomente

ZYKLUSNR.: ______ ZYKLUSTAG: ______ DATUM: ______________

Mein Vorsatz für heute

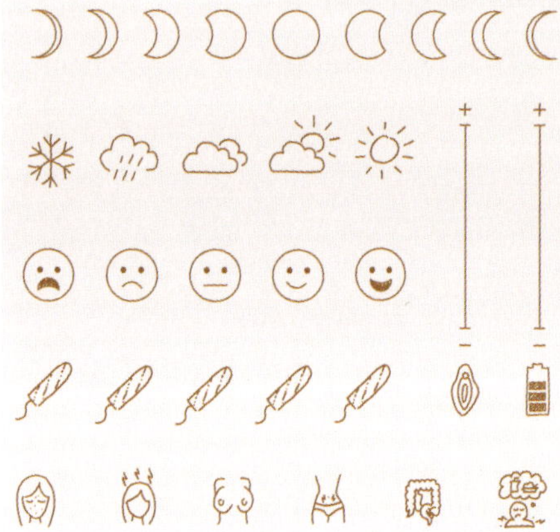

Das ist mir heute gut gelungen

Heute hat mich emotional und mental beschäftigt

Körperliche Besonderheiten

Das hat mich heute alles beeinflusst

Meine heutige Stärke

Meine heutigen Glücksmomente

Rezept

INNERER HERBST

BANANENBROT

ZUTATEN

- ☑ 3 reife Bananen
- ☑ 100 g Zartbitterschokolade
- ☑ 125 g weiche Butter
- ☑ 100 g Zucker
- ☑ 2 Eier
- ☑ 200 g Mehl
- ☑ 1 TL Lebkuchengewürz
- ☑ 1 TL Zimt
- ☑ 2 TL Backpulver
- ☑ ½ TL Salz

Dieses Bananenbrot umschmeichelt nicht nur deine Nase und deinen Gaumen. Es schenkt dir auch viel Magnesium für eine entspannte Periode. Ich backe immer mit der doppelten Menge zwei Brote gleichzeitig und friere eins davon ein. Dadurch habe ich für den nächsten Zyklus vorgesorgt.

ZUBEREITUNG

1. Bananen schälen und mit der Gabel zerdrücken. Zartbitterschokolade in kleine Stücke hacken. Backofen auf 180°C oder 160°C bei Umluft vorheizen.

2. Die weiche Butter mit dem Zucker und den Eiern schaumig schlagen. Mehl, Backpulver, Salz und Gewürze hinzugeben und ordentlich verrühren.

3. Bananen und Schokolade unterheben und in einer Kastenform für mind. 55 Minuten backen, bis bei der Stäbchenprobe kein flüssiger Teig mehr am Stäbchen klebt.

ZYKLUS-NR.: ______

ZYKLUS-ÜBERSICHT

DATUM: ______

Zyklustag	1	2	3	4	5	6	7	8	9	10	11	12	13	14	15	16	17	18	19	20	21	22	23	24	25	26	27	28	29	30	31
Mond																															
Wetter																															
Blutung																															
Energie																															
Libido																															
Stimmung																															
Schlaf																															
Arbeit																															
Bewegung																															
Haut																															
Kopfweh																															
Brüste																															
Unterleib																															
Verdauung																															

Fazit
ZYKLUS 3

Was mir in diesem Zyklus aufgefallen ist

Was mir in diesem Zyklus gelungen ist

Was mich diesen Zyklus negativ beeinflusst hat und was ich zukünftig vermeiden werde

Was mir diesen Zyklus gutgetan hat und was ich öfters machen werde

Beobachtungen meiner Mitmenschen

Fazit für diesen Zyklus

Sport ZYKLUS 4

Je höher der Östrogenspiegel in deinem Körper ist, desto mehr Spaß hast du an Bewegung und Kraftanstrengung. Je näher du deinem Eisprung kommst, umso besser ist also deine körperliche Leistungsfähigkeit. Gleichzeitig lockert dieses Hormon allerdings deine Bänder und Gelenke, weshalb parallel das Risiko von Verletzungen steigt. Wie stark deine körperliche Leistungsfähigkeit in der Progesteronphase absinkt, ist sehr individuell und auch von deinen Zyklusbeschwerden abhängig. In dieser Zeit hast du wahrscheinlich vorrangig mit innerer Anspannung und Unruhe zu kämpfen. Die darauf folgende Menstruation ist an sich schon ein Kraftakt für deinen Körper, weshalb du in dieser Zeit weniger Leistung abrufen kannst und auch solltest. Denn eine zu hohe Anstrengung kann den Blutverlust während der Periode verstärken.

INNERER FRÜHLING

- Sanftes Ausdauer- und Koordinationstraining
- Muskelaufbau
- Vielfältige Übungen und Neues

INNERER WINTER

- Dehnen und Anspannung lockern
- Kreislauf stabil halten
- Yoga, Spaziergänge, Tanzen mit fließenden Bewegungen

INNERER SOMMER

- Intensives Ausdauer- und Krafttraining
- Erhöhtes Verletzungsrisiko der Bänder und Gelenke
- HIIT, Laufen, Gerätetraining

INNERER HERBST

- Ausdauertraining und Dehnung
- Leistung halten und mehr Regenerationsphasen
- Pilates, Yoga, Laufen

Beginning

ZYKLUS-NR.: ________ DATUM: ________________

Was ich mit diesem Zyklus gehen lassen möchte

Wie ich dafür sorge, dass ich es wirklich loslassen kann

Was ich mit diesem Zyklus einladen und neu ausprobieren möchte

Herausforderungen, die ich in diesem Zyklus auf mich zukommen sehe

Wie ich mich auf diese Herausforderungen vorbereite, um sie zu meistern

Mein Mantra für diesen Zyklus

ZYKLUSNR.: ______ ZYKLUSTAG: ______ DATUM: ______________

Mein Vorsatz für heute

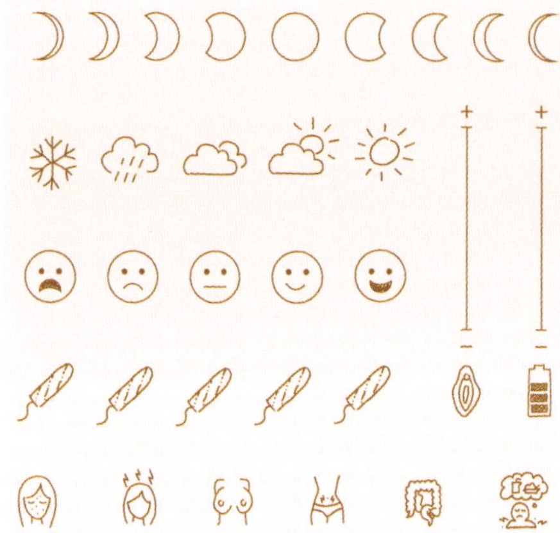

Das ist mir heute gut gelungen

Heute hat mich emotional und mental beschäftigt

Körperliche Besonderheiten

Das hat mich heute alles beeinflusst

Meine heutige Stärke

Meine heutigen Glücksmomente

ZYKLUSNR.: ______ ZYKLUSTAG: ______ DATUM: ______________

Mein Vorsatz für heute

Das ist mir heute gut gelungen

Heute hat mich emotional und mental beschäftigt

Körperliche Besonderheiten

Das hat mich heute alles beeinflusst

Meine heutige Stärke

Meine heutigen Glücksmomente

ZYKLUSNR.: ______ ZYKLUSTAG: ______ DATUM: ______________

Mein Vorsatz für heute

Das ist mir heute gut gelungen

Heute hat mich emotional und mental beschäftigt

Körperliche Besonderheiten

Das hat mich heute alles beeinflusst

Meine heutige Stärke

Meine heutigen Glücksmomente

ZYKLUSNR.: ______ ZYKLUSTAG: ______ DATUM: ______________

Mein Vorsatz für heute

Das ist mir heute gut gelungen

Heute hat mich emotional und mental beschäftigt

Körperliche Besonderheiten

Das hat mich heute alles beeinflusst

Meine heutige Stärke

Meine heutigen Glücksmomente

do it yourself

INNERER WINTER

MINITUCH MÄRTA

MASCHENPROBE

Kraus rechts mit Nd 3,5 mm 20 M und 40 R
= 10 cm x 10 cm

KRAUS RECHTS

In Hin- und Rückr rechte M str.

1 MASCHE LINKSGENEIGT ZUNEHMEN

Mit der linken Nd von vorne nach hinten unter den Querfaden zur nächsten M einstechen und so eine neue M auf die Nd heben. Diese M rechts verschränkt str.

RANDMASCHEN

Die Rdm als Kraus-rechts-Rand über je 1 M str. Dafür die erste und letzte M jeder R rechts str.

1 INVERSER UMSCHLAG

Mit der rechten Nd gegen den Uhrzeigersinn von unten den Arbeitsfaden über die Nd legen.

3 M anschl.
1. R (Hinr): Rdm, 1 M rechts, Rdm.
2. R (Rückr): Rdm, 1 inverser U, 1 M linksgeneigt zunehmen, 1 M rechts, Rdm (= 5 M).
3. R: Rdm, 1 inverser U, 1 M linksgeneigt zunehmen, rechte M str bis 1 M vor R-Ende, Rdm (= 2 M zugenommen).

MATERIAL

- ☑ Lana Grossa Cashmere Verde (LL 90 m/25 g) in
- ☑ Hellgrau (Fb 17), 50 g
- ☑ Rundstricknadel 3,5 mm, 80 cm lang
- ☑ Wollnade

Die 3. R fortlaufend wdh, bis 185 M auf der Nd sind. In der nächsten R alle M abk.

FERTIGSTELLEN

Alle Fäden vernähen. Das Tuch anfeuchten und auf die angegebene Größe spannen, trocknen lassen.

Das Tuch kann beliebig in der Größe verändert werden. Dafür mehr oder weniger Wiederholungen der 3. R arbeiten. Bitte beachten, dass sich der Materialverbrauch entsprechend verändern kann.

1 MASCHE LINKSGENEIGT ZUNEHMEN

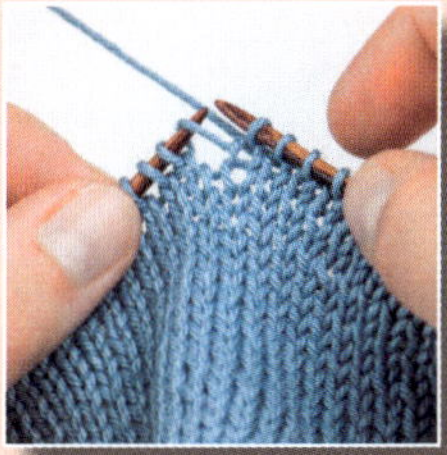

1 Mit der linken Nadel von vorne unter dem Querfaden zwischen 2 Maschen einstechen und diesen auf die Nadel heben. So entsteht auf der linken Nadel eine neue Masche.

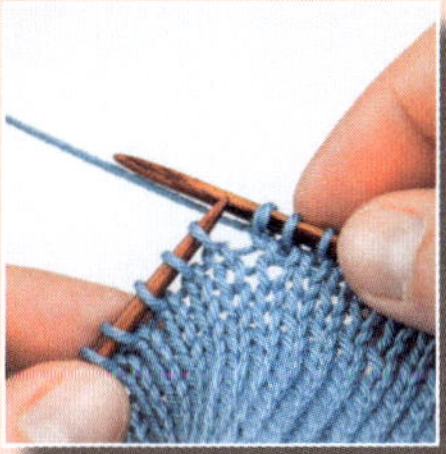

2 Diese Masche rechts verschränkt stricken.

Rechte Maschen und linke Maschen s. Seite 23.

INVERSER UMSCHLAG

1. Den Faden wie zum Rechtsstricken hinter der Arbeit halten. Wenn zuvor eine linke Masche gestrickt wurde und sich der Arbeitsfaden noch auf der Vorderseite befindet, wird er zwischen beiden Nadeln nach hinten geführt. Den Faden von hinten über die Arbeitsnadel nach vorne legen. Soll die folgende Masche als rechte Masche weitergearbeitet werden, den Faden wieder zwischen den Nadeln nach hinten führen.

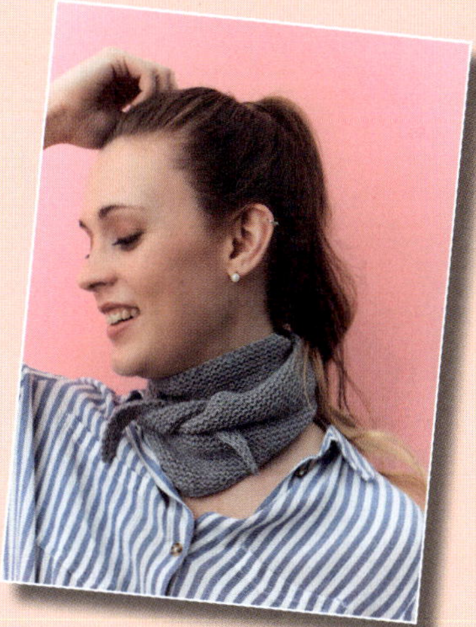

2. Folgt eine linke Masche, den Umschlag mit dem Zeigefinger der rechten Hand auf der Nadel fixieren, bis die Masche links abgestrickt ist.

ABKÜRZUNGEN:

abk = abketten
M = Masche
R = Reihe(n)
Rd = Runde(n)
U = Umschlag
anschl = anschlagen
Nd = Nadel(n)
Rdm = Randmasche
str = stricken
wdh = wiederholen

GUT ZU WISSEN Sex und Orgasmen - egal ob mit Partner*in oder solo - können Anspannungen in Beckenboden und Gebärmutter lösen und dadurch Regelschmerzen lindern. Aber nicht alle fühlen sich während der Periode danach und das ist völlig ok. Nicht nur deine Libido verändert sich je nach Zyklusphase, sondern auch dein Körper: Vor dem Eisprung wirst du schneller feucht als danach, und da sich die Lage des Muttermunds verschiebt, kann eine Lieblingsstellung plötzlich langweilig oder sogar schmerzhaft sein.

ZYKLUSNR.: ______ ZYKLUSTAG: ______ DATUM: ______________

Mein Vorsatz für heute

Das ist mir heute gut gelungen

Heute hat mich emotional und mental beschäftigt

Körperliche Besonderheiten

Das hat mich heute alles beeinflusst

Meine heutige Stärke

Meine heutigen Glücksmomente

ZYKLUSNR.: ______ ZYKLUSTAG: ______ DATUM: ______________

Mein Vorsatz für heute

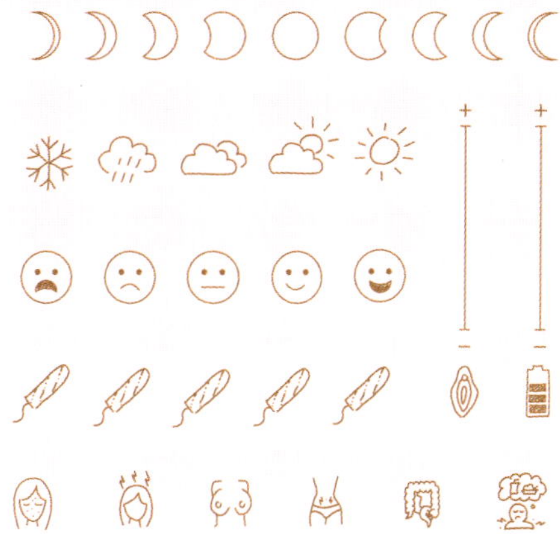

Das ist mir heute gut gelungen

Heute hat mich emotional und mental beschäftigt

Körperliche Besonderheiten

Das hat mich heute alles beeinflusst

Meine heutige Stärke

Meine heutigen Glücksmomente

Rezept

INNERER WINTER

DAL MIT SÜẞKARTOFFELN

ZUTATEN

- ☑ 1 - 2 Süßkartoffelknollen
- ☑ 1 Zwiebel
- ☑ 1 Knoblauchzehe
- ☑ 1 ½ TL Graham Masala
- ☑ ½ TL Kardamom
- ☑ ½ TL Kreuzkümmel
- ☑ 1 Prise gemahlener Kümmel
- ☑ 200 g Rote Linsen
- ☑ ½ TL Salz
- ☑ 1 l Wasser
- ☑ Zum Garnieren: Koriandergrün und wer möchte, ein Klecks Joghurt

Dieses wärmende und sättigende Gericht liefert wertvolle Proteine und Magnesium, welches bei Regelschmerzen hilft. Der Kreuzkümmel macht die Hülsenfrüchte leichter verdaulich.

ZUBEREITUNG

1. Süßkartoffeln, Zwiebel und Knoblauch schälen und kleinschneiden. In einem großen Topf gemeinsam mit den Gewürzen anrösten.

2. Die roten Linsen, Salz und Wasser hinzugeben und für 25 Minuten köcheln lassen. Dabei regelmäßig umrühren.

3. Koriandergrün waschen und die Suppe damit garnieren. Mit einem Klecks Joghurt oder pflanzlicher Alternative servieren.

ZYKLUSNR.: ______ ZYKLUSTAG: ______ DATUM: ______________

Mein Vorsatz für heute

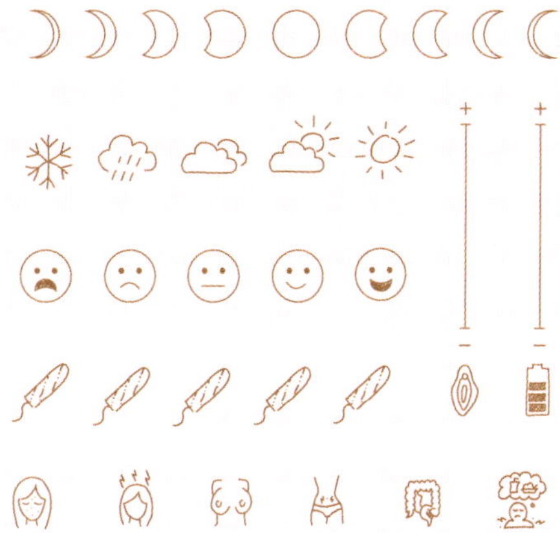

Das ist mir heute gut gelungen

Heute hat mich emotional und mental beschäftigt

Körperliche Besonderheiten

Das hat mich heute alles beeinflusst

Meine heutige Stärke

Meine heutigen Glücksmomente

ZYKLUSNR.: ______ ZYKLUSTAG: ______ DATUM: ______________

Mein Vorsatz für heute

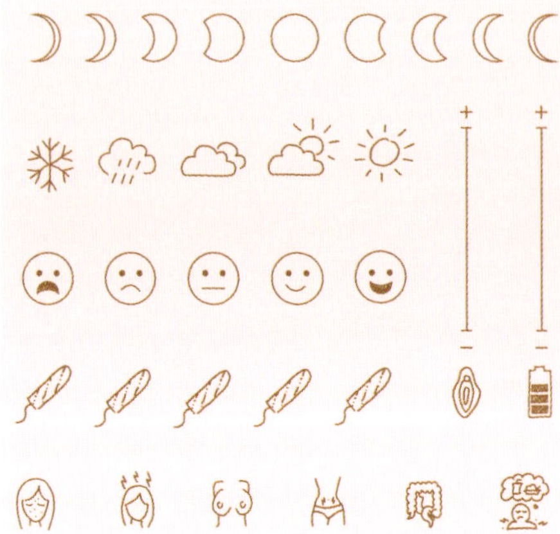

Das ist mir heute gut gelungen

Heute hat mich emotional und mental beschäftigt

Körperliche Besonderheiten

Das hat mich heute alles beeinflusst

Meine heutige Stärke

Meine heutigen Glücksmomente

ZYKLUSNR.: ______ ZYKLUSTAG: ______ DATUM: ______________

Mein Vorsatz für heute

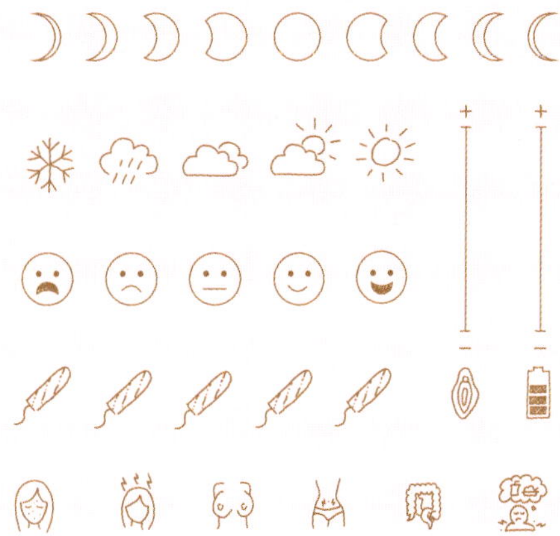

Das ist mir heute gut gelungen

Heute hat mich emotional und mental beschäftigt

Körperliche Besonderheiten

Das hat mich heute alles beeinflusst

Meine heutige Stärke

Meine heutigen Glücksmomente

ZYKLUSNR.: ______ ZYKLUSTAG: ______ DATUM: ______________

Mein Vorsatz für heute

Das ist mir heute gut gelungen

Heute hat mich emotional und mental beschäftigt

Körperliche Besonderheiten

Das hat mich heute alles beeinflusst

Meine heutige Stärke

Meine heutigen Glücksmomente

Rezept

INNERER FRÜHLING

MELONE-FETA-SALAT

GUT ZU WISSEN

Dein Nervensystem besitzt zwei Gegenspieler: Der Sympathikus ist für Aktivität, Kampf und Flucht zuständig. Der Parasympathikus sorgt dagegen bei Ruhe für Erholung und Reparaturprozesse. Auch die Steuerung des weiblichen Zyklus findet hauptsächlich statt, wenn der Parasympathikus dominiert. Für einen gesunden Zyklus ist es also wichtig, regelmäßig Entspannung einzubauen. Dabei zählt nicht das Wellnesswochenende pro Quartal, sondern es gilt, mehrere Mini-Erholungsmomente über den Tag zu verteilen.

ZUBEREITUNG

½ **Wassermelone** schälen und in mundgerechte Stücke schneiden. **1 Packung Feta aus Schafs- oder Ziegenmilch** klein würfeln. ½ **Bund Minze** waschen und die Blätter von den Stielen zupfen. In einer großen Schüssel alles vermengen und mit **Olivenöl, Salz, Pfeffer** und **Zitronensaft** abschmecken. Zeitnah verzehren.

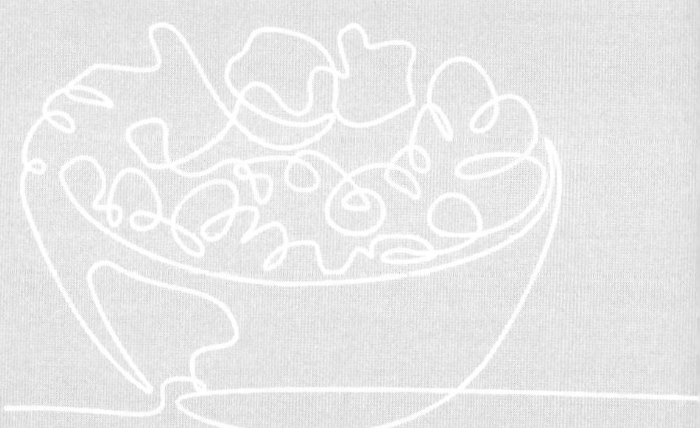

ZYKLUSNR.: ______ ZYKLUSTAG: ______ DATUM: ______________

Mein Vorsatz für heute

Das ist mir heute gut gelungen

Heute hat mich emotional und mental beschäftigt

Körperliche Besonderheiten

Das hat mich heute alles beeinflusst

Meine heutige Stärke

Meine heutigen Glücksmomente

ZYKLUSNR.: ______ ZYKLUSTAG: ______ DATUM: ______________

Mein Vorsatz für heute

Das ist mir heute gut gelungen

Heute hat mich emotional und mental beschäftigt

Körperliche Besonderheiten

Das hat mich heute alles beeinflusst

Meine heutige Stärke

Meine heutigen Glücksmomente

ZYKLUSNR.: ______ ZYKLUSTAG: ______ DATUM: ______________

Mein Vorsatz für heute

Das ist mir heute gut gelungen

Heute hat mich emotional und mental beschäftigt

Körperliche Besonderheiten

Das hat mich heute alles beeinflusst

Meine heutige Stärke

Meine heutigen Glücksmomente

ZYKLUSNR.: ______ ZYKLUSTAG: ______ DATUM: ______________

Mein Vorsatz für heute

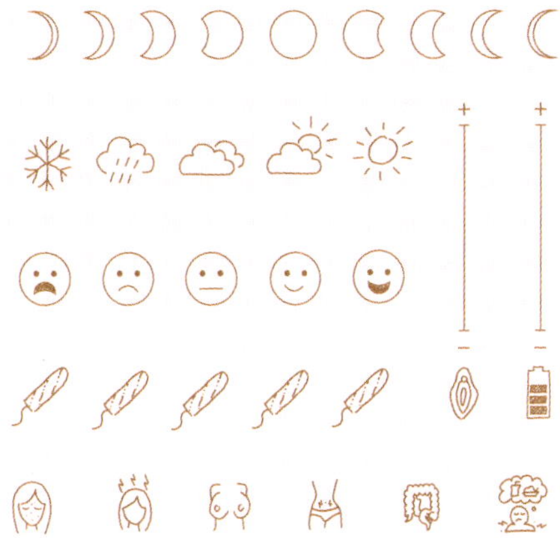

Das ist mir heute gut gelungen

Heute hat mich emotional und mental beschäftigt

Körperliche Besonderheiten

Das hat mich heute alles beeinflusst

Meine heutige Stärke

Meine heutigen Glücksmomente

do it yourself

INNERER FRÜHLING

ORIGAMI-HERZBRIEF

ANLEITUNG

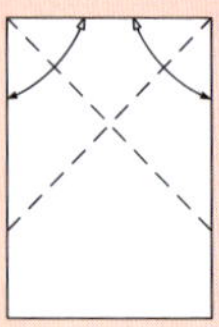

1. Die obere Kante einmal auf die linke Kante und einmal auf die rechte Kante falten und wieder öffnen.

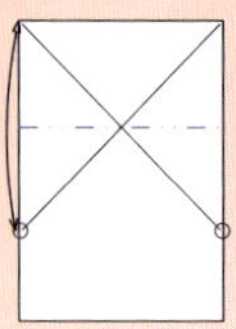

2. Nun die obere Kante nach hinten auf die Faltungen aus Schritt 1 falten. Wieder öffnen.

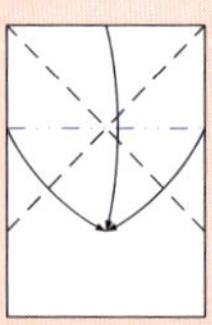

3. Das Papier an den Kanten der blauen Strichpunktlinie nach innen drücken und dabei gleichzeitig die obere Kante nach unten falten.

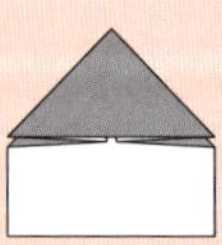

4. Es entsteht ein doppeltes Dreieck. Vor dem Weiterfalten kannst du den weißen Bereich als Brief verwenden und ein paar Zeilen hineinschreiben.

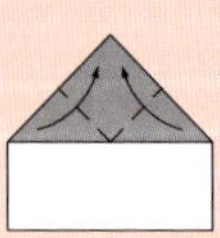

5. Die beiden aufliegenden Spitzen nach oben auf die große Spitze falten.

MATERIAL

☑ Faltpapier in Bunt gemustert, A4

TIPP Wenn du quadratisches Origamipapier verwendest, musst du einen Streifen abschneiden, um das richtige Format zu erhalten. Dieser Streifen ist so breit: 3 cm bei 10 cm, 4,5 cm bei 15 cm, 6 cm bei 20 cm, 7,5 cm bei 25 cm und 9 cm bei 30 cm großem, quadratischem Papier.

Du kannst dir auch selbst eine nette Botschaft schreiben, z.B. für den nächsten Zyklus.

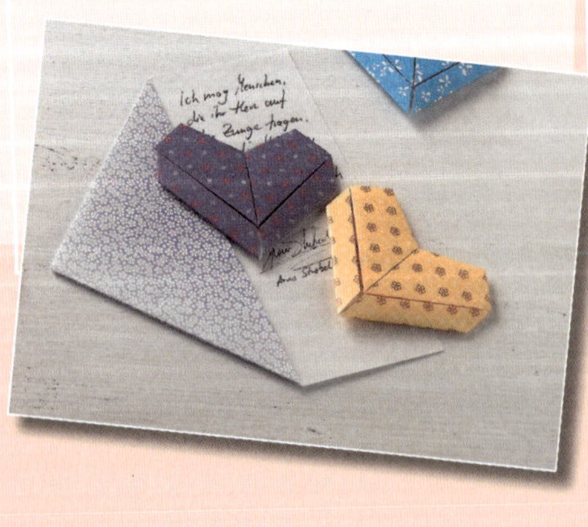

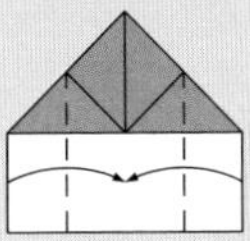

6. Die linke und rechte Kante auf die Mitte falten.

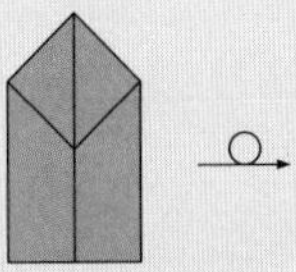

7. Das Papier wenden.

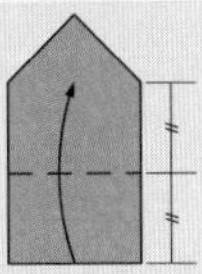

8. Die untere Kante auf Höhe der linken und rechten Ecke falten.

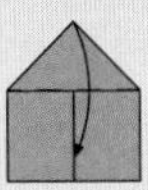

9. Die Spitze nach unten falten.

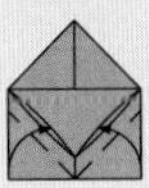

10. Die linke und rechte Ecke zur Mitte falten und in die Tasche der oben aufliegenden Spitze stecken.

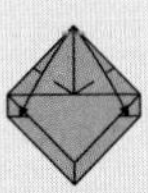

11. Die zwei oberen Spitzen schräg nach unten falten und unter die Ecken aus Faltschritt 10 stecken.

12. Abschließend das Herz wenden.

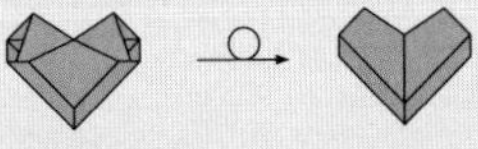

BERGFALTE

Wenn die Seiten des Papierbogens nach unten geklappt werden, weist die Faltkante wie eine Bergkette nach oben. Eine Strichpunktlinie markiert eine Bergfalte.

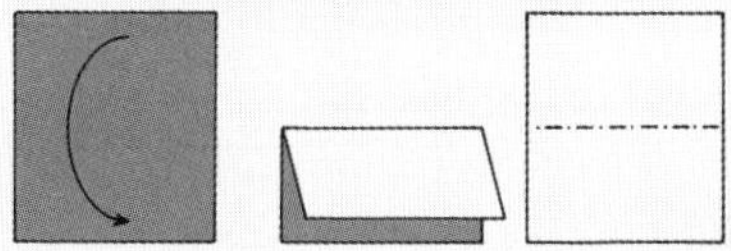

TALFALTE

Wenn ein Papierbogen in der Mitte gefaltet und wieder geöffnet wird, sieht die Faltung wie eine Rinne bzw. ein Tal aus. Eine gestrichelte Linie markiert eine Talfalte.

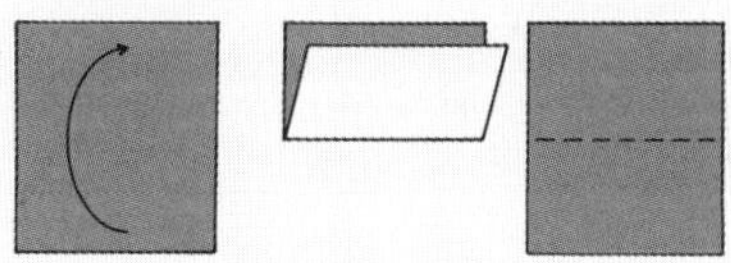

ZEICHEN-ERKLÄRUNG

Talfalte ---------------------------

Bergfalte -·-·-·-·-·-·-·-·-·-·-·-·-·-

Faltrichtung → ←

Falten und wieder öffnen

Faltarbeit wenden

ZYKLUSNR.: ______ ZYKLUSTAG: ______ DATUM: ______________

Mein Vorsatz für heute

Das ist mir heute gut gelungen

Heute hat mich emotional und mental beschäftigt

Körperliche Besonderheiten

Das hat mich heute alles beeinflusst

Meine heutige Stärke

Meine heutigen Glücksmomente

ZYKLUSNR.: ______ ZYKLUSTAG: ______ DATUM: ______________

Mein Vorsatz für heute

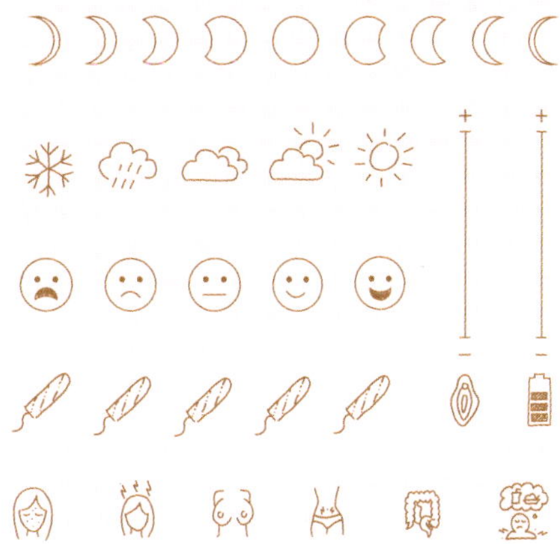

Das ist mir heute gut gelungen

Heute hat mich emotional und mental beschäftigt

Körperliche Besonderheiten

Das hat mich heute alles beeinflusst

Meine heutige Stärke

Meine heutigen Glücksmomente

ZYKLUSNR.: ______ ZYKLUSTAG: ______ DATUM: ______________

Mein Vorsatz für heute

Das ist mir heute gut gelungen

Heute hat mich emotional und mental beschäftigt

Körperliche Besonderheiten

Das hat mich heute alles beeinflusst

Meine heutige Stärke

Meine heutigen Glücksmomente

ZYKLUSNR.: ______ ZYKLUSTAG: ______ DATUM: ______________

Mein Vorsatz für heute

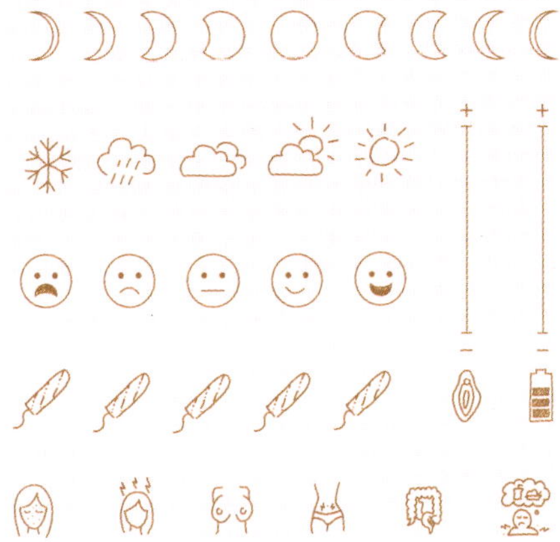

Das ist mir heute gut gelungen

Heute hat mich emotional und mental beschäftigt

Körperliche Besonderheiten

Das hat mich heute alles beeinflusst

Meine heutige Stärke

Meine heutigen Glücksmomente

ZYKLUSNR.: ______ ZYKLUSTAG: ______ DATUM: ______________

Mein Vorsatz für heute

Das ist mir heute gut gelungen

Heute hat mich emotional und mental beschäftigt

Körperliche Besonderheiten

Das hat mich heute alles beeinflusst

Meine heutige Stärke

Meine heutigen Glücksmomente

Rezept
INNERER SOMMER

GRÜNKOHL-SMOOTHIE

ZUTATEN

- ☑ 150 g frischer Grünkohl
- ☑ 4 EL kernige Haferflocken
- ☑ 1 Orange
- ☑ 1 EL Erdnussmus (oder anderes Nussmus)
- ☑ 150 ml Pflanzenmilch
- ☑ 1 Banane
- ☑ 1 Prise Zimt
- ☑ Seed-Cycling-Körner entsprechend deiner Zyklusphase (wie Seed Cycling funktioniert, erfährst du im Bonusbereich des Journals auf www.fraulichkeit.de/journal)

Smoothie-Bowls gehören inzwischen zu meinem Standardfrühstück. Dieses Rezept zeigt, wie vielfältig Smoothie-Bowls sind und dass sie auch mit grünen Komponenten sehr lecker schmecken.

ZUBEREITUNG

1. Den Grünkohl waschen, Stiel entfernen und grob in Stücke zupfen. Die Orange und die Banane schälen.

2. Gemeinsam mit den restlichen Zutaten außer den Samen und Körnern in einem Mixer pürieren, bis eine sämige Masse entstanden ist. Wenn sie zu zäh ist, mit etwas Wasser oder noch mehr Milch verflüssigen.

3. In eine Schüssel geben, mit den Samen und Körnern verzieren und genießen

GUT ZU WISSEN Deine Schilddrüse steht in enger Kommunikation mit Gehirn und Eierstöcken und entscheidet mit über die Zykluslänge und das Vorhandensein eines Eisprungs. Diäten, Fasten, Sonnenlichtmangel und exzessiver Sport bringen deine Schilddrüse dazu, auf Sparflamme zu fahren. Da dein Zyklus für dein persönliches Überleben nicht wichtig ist, leidet er als einer der ersten Prozesse unter dieser Ressourcenverknappung. Ein schilddrüsenfreundlicher Lebensstil kann ein wahrer Energie- und Zyklusboost sein.

ZYKLUSNR.: ______ ZYKLUSTAG: ______ DATUM: ______________

Mein Vorsatz für heute

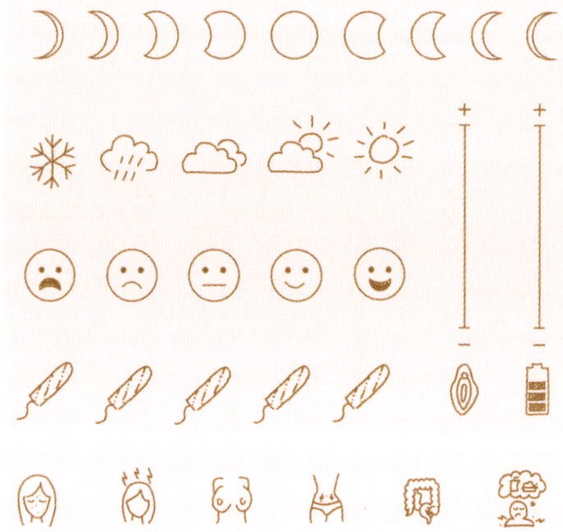

Das ist mir heute gut gelungen

Heute hat mich emotional und mental beschäftigt

Körperliche Besonderheiten

Das hat mich heute alles beeinflusst

Meine heutige Stärke

Meine heutigen Glücksmomente

do it yourself

INNERER SOMMER

BETONKATZE

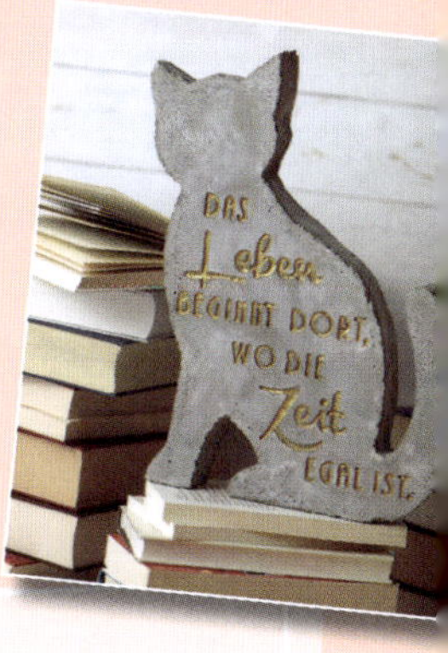

1. Für die Negativ-Gießform die Vorlage mit dem Bleistift auf die Dämmplatte übertragen und mit der Laubsäge ausschneiden. Beginne unten mit einem Schnitt zur vorderen Pfote, arbeite dich dann Stück für Stück vor und löse den Hartschaum in Teilen heraus.

2. Lege die Gießform seitenverkehrt auf das Regalbrett und zeichne die Kontur der Katze an. Die Gießform wieder entfernen.

3. Für eine seitenverkehrte Vorlage erstellst du den Spruch in der gewünschten Größe in einem Zeichen- oder Grafikprogramm und machst einen Probeausdruck. Wenn alles passt, markierst du den Spruch, indem du im Zeichen- oder Grafikprogramm mit dem Auswahl-Werkzeug einen Rahmen darum ziehst. Anschließend im Menüpunkt „Drehen" den Befehl „Horizontal spiegeln" auswählen. Dann die spiegelverkehrte Vorlage ausdrucken. Wenn du die Vorlage von Hand gezeichnet hast, scannst du sie als Grafikdatei im JPGFormat ein. Die Datei im Zeichen- oder Grafikprogramm öffnen, spiegeln und ausdrucken.

4. Mit Grafitpapier auf die Katze übertragen. Den Spruch mit dem Beton-Art-Liner bzw. dem Sock-Stop nachziehen und trocknen lassen.

5. Die Gießform passgenau auflegen und mit drei Schrauben auf dem Brett fixieren. Darauf achten, dass der Schnitt an der vorderen Pfote geschlossen ist. Die Gießform einölen (Vorsicht bei der Latex-Schrift, damit nichts verrutscht!), den Beton nach Herstellerangabe anrühren und gleichmäßig in die Form geben.

6. Klopfe mit dem Gummihammer von unten gegen das Brett, damit Lufteinschlüsse nach oben steigen. Auf einer ebenen Fläche aushärten lassen.

7. Die Katze vorsichtig ausformen und das Latex aus den Vertiefungen entfernen. Den überstehenden Grat an den Kanten mit der Feile entfernen, dann die Katze einige Tage vollständig durchtrocknen lassen. Zuletzt die Schrift mit der Acrylfarbe ausmalen. Achte darauf, dass die Ränder der Gießform glatt und gerade sind.

MATERIAL

- ☑ Hartschaum-Dämmplatte, 4 cm stark, 40 x 40 cm
- ☑ Laubsäge mit feinem Sägeblatt
- ☑ Bleistift
- ☑ beschichtetes Regalbrett, mind. 40 x 40 cm
- ☑ Grafitpapier
- ☑ Beton-Art-Liner oder Sock-Stop (Latex) in der Malflasche
- ☑ 3 Holzschrauben, 5 x 50 mm
- ☑ Akkuschrauber
- ☑ Öl (Trennmittel)
- ☑ Pinsel, Nr. 12 und Nr. 1
- ☑ Kreativ-Beton, 3,5 kg
- ☑ Wasser
- ☑ alter Eimer oder Schüssel, ca. 5 Liter
- ☑ Holzleiste zum Anrühren
- ☑ Gummihammer
- ☑ Feile
- ☑ Acrylfarbe in Gold
- ☑ VORLAGE Katze im TOPP Download-Center

ZYKLUSNR.: ______ ZYKLUSTAG: ______ DATUM: ______________

Mein Vorsatz für heute

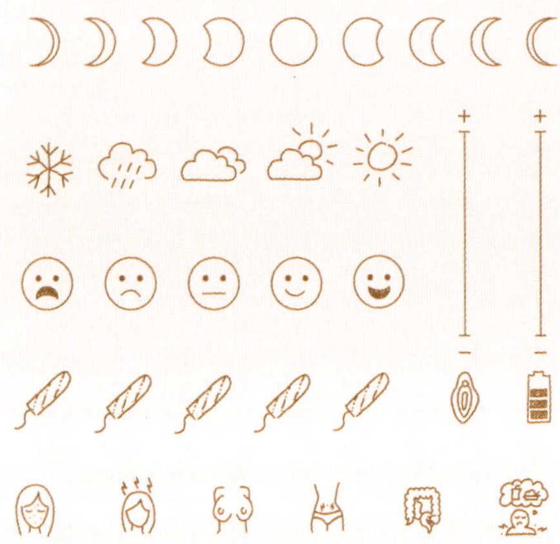

Das ist mir heute gut gelungen

Heute hat mich emotional und mental beschäftigt

Körperliche Besonderheiten

Das hat mich heute alles beeinflusst

Meine heutige Stärke

Meine heutigen Glücksmomente

ZYKLUSNR.: ______ ZYKLUSTAG: ______ DATUM: ______________

Mein Vorsatz für heute

Das ist mir heute gut gelungen

Heute hat mich emotional und mental beschäftigt

Körperliche Besonderheiten

Das hat mich heute alles beeinflusst

Meine heutige Stärke

Meine heutigen Glücksmomente

ZYKLUSNR.: ______ ZYKLUSTAG: ______ DATUM: ____________

Mein Vorsatz für heute

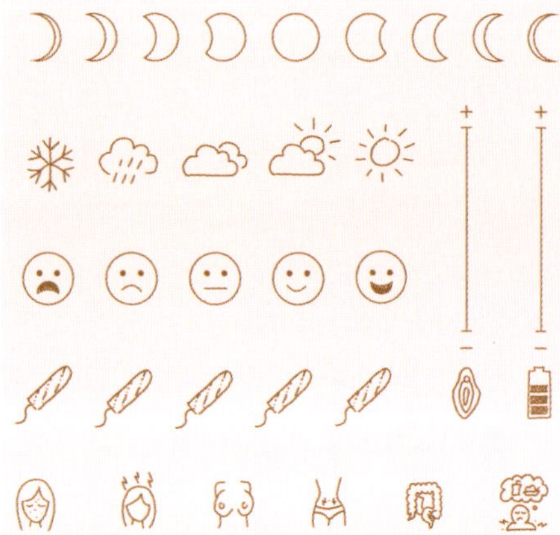

Das ist mir heute gut gelungen

Heute hat mich emotional und mental beschäftigt

Körperliche Besonderheiten

Das hat mich heute alles beeinflusst

Meine heutige Stärke

Meine heutigen Glücksmomente

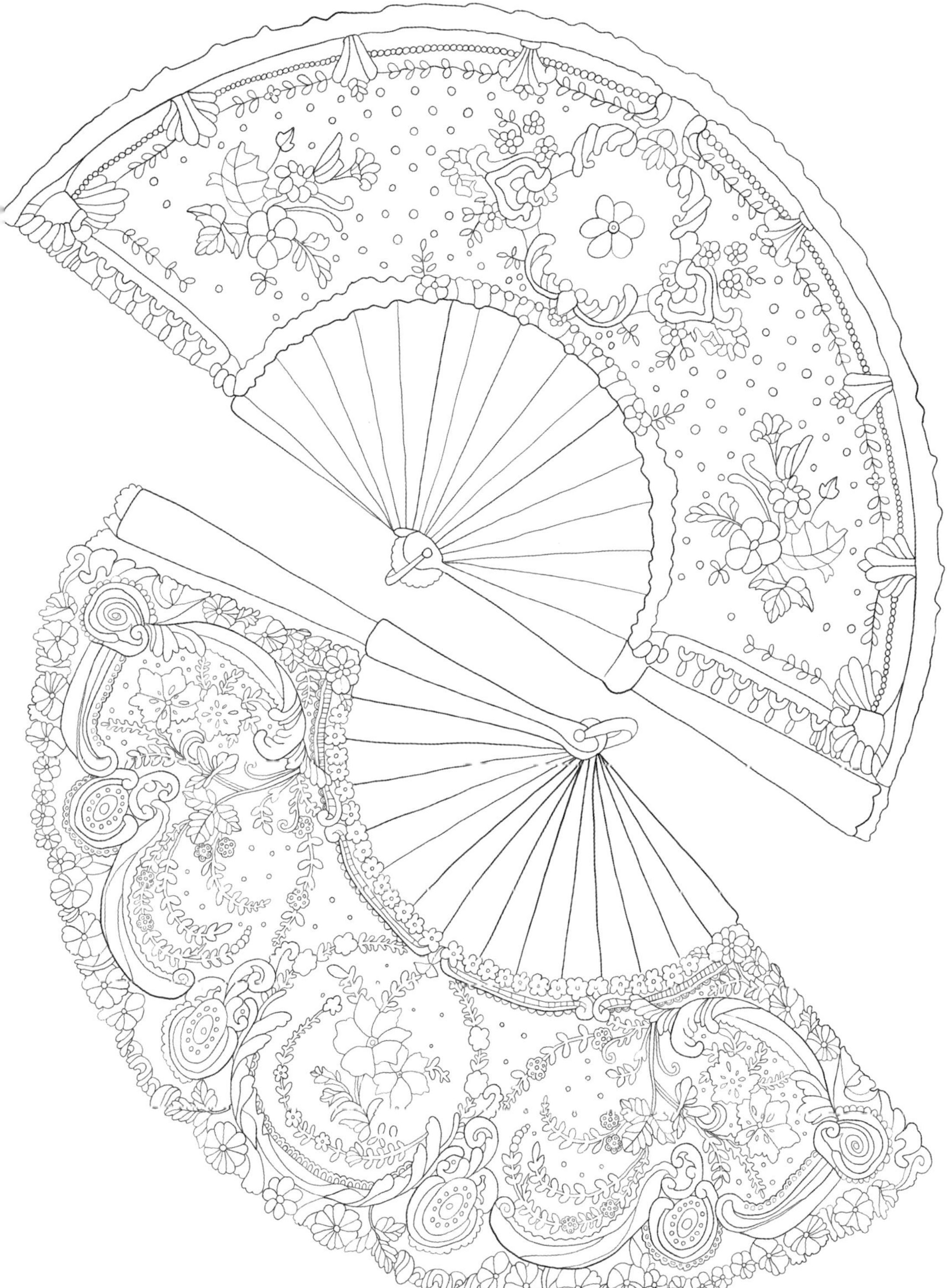

ZYKLUSNR.: ______ ZYKLUSTAG: ______ DATUM: ______________

Mein Vorsatz für heute

Das ist mir heute gut gelungen

Heute hat mich emotional und mental beschäftigt

Körperliche Besonderheiten

Das hat mich heute alles beeinflusst

Meine heutige Stärke

Meine heutigen Glücksmomente

ZYKLUSNR.: ______ ZYKLUSTAG: ______ DATUM: ______________

Mein Vorsatz für heute

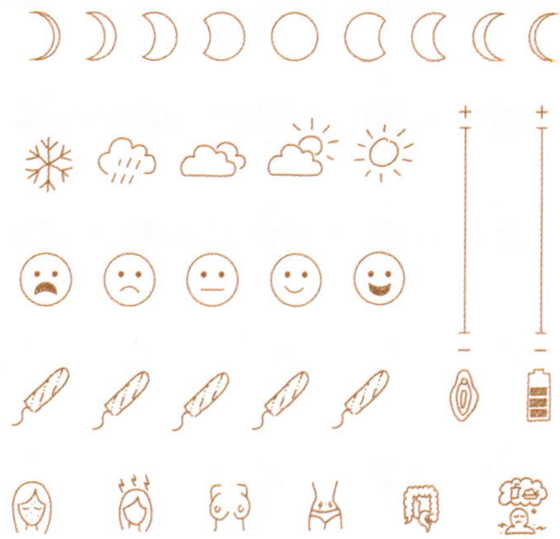

Das ist mir heute gut gelungen

Heute hat mich emotional und mental beschäftigt

Körperliche Besonderheiten

Das hat mich heute alles beeinflusst

Meine heutige Stärke

Meine heutigen Glücksmomente

ZYKLUSNR.: ______ ZYKLUSTAG: ______ DATUM: ______________

Mein Vorsatz für heute

Das ist mir heute gut gelungen

Heute hat mich emotional und mental beschäftigt

Körperliche Besonderheiten

Das hat mich heute alles beeinflusst

Meine heutige Stärke

Meine heutigen Glücksmomente

ZYKLUSNR.: ______ ZYKLUSTAG: ______ DATUM: ______________

Mein Vorsatz für heute

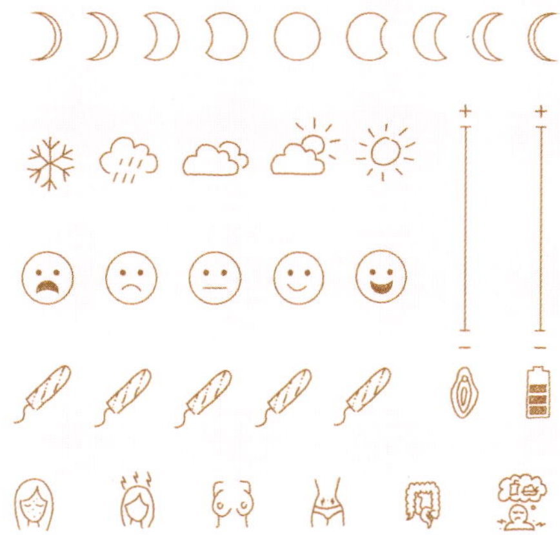

Das ist mir heute gut gelungen

Heute hat mich emotional und mental beschäftigt

Körperliche Besonderheiten

Das hat mich heute alles beeinflusst

Meine heutige Stärke

Meine heutigen Glücksmomente

Rezept

INNERER HERBST

ENERGIEBALLS

ZUTATEN

- ☑ 100 g Mandeln oder andere Nüsse
- ☑ 1 EL Kakaopulver
- ☑ 100 g Trockenfrüchte
  (z.B. Datteln oder Aprikosen)
- ☑ 2 Prisen Zimt
- ☑ 1 Prise Salz
- ☑ Kokosöl
- ☑ Sesam

ZUBEREITUNG

1. Mandeln oder andere Nüsse, 1 EL Kakaopulver, Trockenfrüchte, Zimt und Salz im Mixer zu einer möglichst homogenen Masse verrühren. Wenn sie zu fest ist, 1 EL warmes Kokosöl hinzugeben.

2. Mit dem Teelöffel eine kleine Menge abnehmen, zur Kugel rollen und in Kakaopulver oder Sesam wenden.

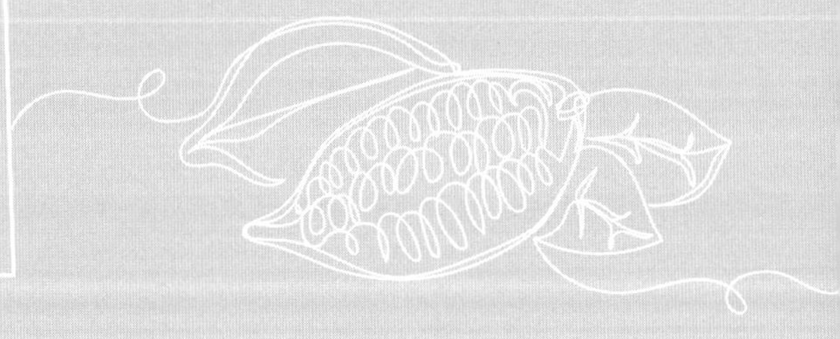

GUT ZU WISSEN So übertrieben manche Gefühlsausbrüche im inneren Herbst wirken mögen: Wie in jedem Märchen gibt es auch hier einen wahren Kern. Statt deine Emotionen nur mit der Zyklusphase zu begründen und die Streitpunkte später wieder abzutun, nimm dir lieber einen ruhigen Moment und reflektiere: Was genau hat deine Gefühle ausgelöst? Welches Bedürfnis, welcher Wunsch oder welche Grenze von dir wurde dabei missachtet? Wenn du dafür Lösungen findest, wird es im nächsten Zyklus weniger Herbststürme geben.

ZYKLUSNR.: ______ ZYKLUSTAG: ______ DATUM: ______________

Mein Vorsatz für heute

Das ist mir heute gut gelungen

Heute hat mich emotional und mental beschäftigt

Körperliche Besonderheiten

Das hat mich heute alles beeinflusst

Meine heutige Stärke

Meine heutigen Glücksmomente

ZYKLUSNR.: ______ ZYKLUSTAG: ______ DATUM: ______________

Mein Vorsatz für heute

Das ist mir heute gut gelungen

Heute hat mich emotional und mental beschäftigt

Körperliche Besonderheiten

Das hat mich heute alles beeinflusst

Meine heutige Stärke

Meine heutigen Glücksmomente

ZYKLUSNR.: ______ ZYKLUSTAG: ______ DATUM: ______________

Mein Vorsatz für heute

Das ist mir heute gut gelungen

Heute hat mich emotional und mental beschäftigt

Körperliche Besonderheiten

Das hat mich heute alles beeinflusst

Meine heutige Stärke

Meine heutigen Glücksmomente

MAKRAMEE-WINDLICHT

ANLEITUNG

1. 50 cm Garn als Trägerfaden zuschneiden und auf die Arbeitsfläche legen. Weitere 12 Fäden à 60 cm Länge zuschneiden. Diese von der Mitte beginnend an den Trägerfaden knoten. Die Enden des Trägerfadens bleiben frei.

2. Den Trägerfaden locker um das Glas binden und die Knüpffäden gleichmäßig um das Glas verteilen. Dann den Trägerfaden mit doppeltem Knoten festziehen.

3. Zwei nebeneinanderliegende Schnüre von zwei verschiedenen Knüpffäden greifen, mit etwa 2 cm Abstand vom Trägerfaden mit einem doppelten Weberknoten miteinander verbinden.

4. Die nächsten beiden Fäden zusammenbinden. Das Glas weiter drehen und weiter knoten, bis alle Fäden verbraucht sind.

5. Für die zweite Knotenreihe zwei Fäden greifen, die aus zwei verschiedenen nebeneinanderliegenden Knoten kommen. Zum Weberknoten binden und rundum fortfahren, bis alle Fäden verbraucht sind. Knotenreihen wiederholen bis zur Unterkante des Glases.

6. Die überstehenden Fäden unter das Glas ziehen und mit Bastelkleber ankleben, überschüssige Fäden abschneiden.

MATERIAL

- ☑ Glasgefäß mit Einbuchtung am oberen Rand, ca. 14 cm hoch, ø ca. 11 cm / 11 cm hoch, ø 11 cm / 10 cm hoch, ø 6 cm
- ☑ Garn in Natur, ø 2,5 mm, 8 m lang
- ☑ Bastelkleber

KNOTEN

1.

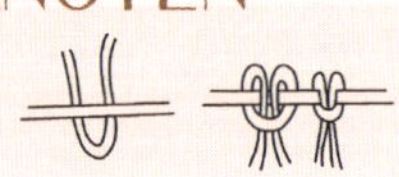

3.

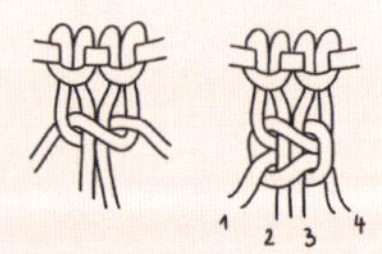

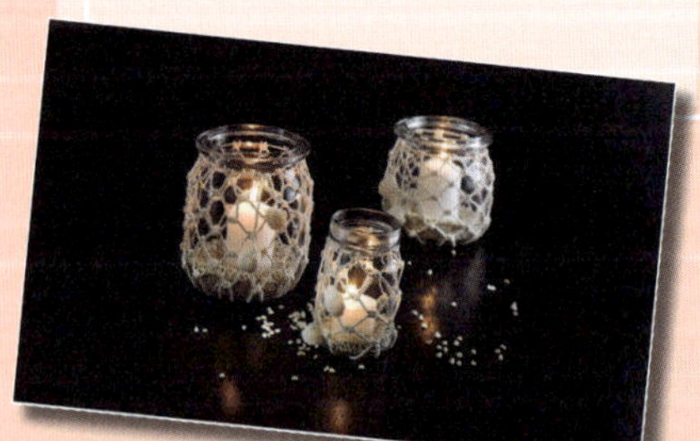

ZYKLUSNR.: ______ ZYKLUSTAG: ______ DATUM: ______________

Mein Vorsatz für heute

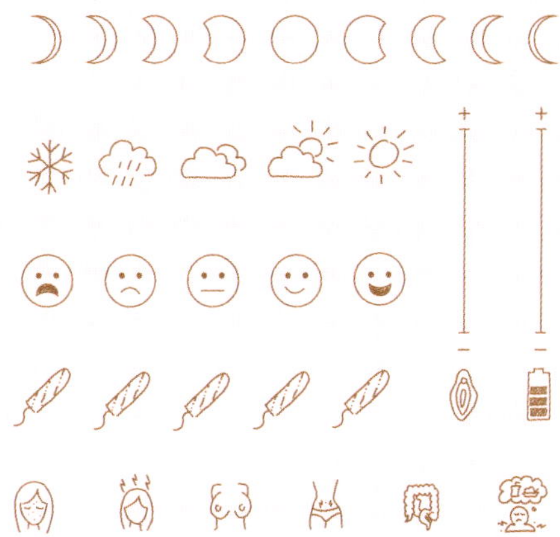

Das ist mir heute gut gelungen

Heute hat mich emotional und mental beschäftigt

Körperliche Besonderheiten

Das hat mich heute alles beeinflusst

Meine heutige Stärke

Meine heutigen Glücksmomente

ZYKLUS-NR.: ______

ZYKLUS-ÜBERSICHT

DATUM: ____________

Zyklustag	1	2	3	4	5	6	7	8	9	10	11	12	13	14	15	16	17	18	19	20	21	22	23	24	25	26	27	28	29	30	31
Mond																															
Wetter																															
Blutung																															
Energie																															
Libido																															
Stimmung																															
Schlaf																															
Arbeit																															
Bewegung																															
Haut																															
Kopfweh																															
Brüste																															
Unterleib																															
Verdauung																															

Fazit
ZYKLUS 4

Was mir in diesem Zyklus aufgefallen ist

Was mir in diesem Zyklus gelungen ist

Was mich diesen Zyklus negativ beeinflusst hat und was ich zukünftig vermeiden werde

Was mir diesen Zyklus gutgetan hat und was ich öfters machen werde

Beobachtungen meiner Mitmenschen

Fazit für diesen Zyklus

Arbeit
ZYKLUS 5

Der Einfluss des Zyklus auf dich macht nicht vor den Toren deiner Arbeitsstätte halt. Seine Auswirkungen auf deine körperliche und mentale Leistungsfähigkeit und deine emotionalen Grenzen zeigen sich auch in deiner Arbeitsleistung. Sei es in deiner Außenwirkung und Durchsetzungsfähigkeit oder ob dir kreative oder strukturierte Aufgaben leichter von der Hand gehen. Das macht dich jedoch nicht zu einer schlechteren Arbeiterin, sondern es kann dir sogar nützlich sein. Wenn du weißt, in welcher Zyklusphase dir welche Aufgaben leicht fallen und du deine Tätigkeiten entsprechend einteilst, sparst du viel Kraft und Zeit. Selbst wenn du kaum Einfluss auf deine Aufgaben hast, ist meistens ein gewisser Spielraum vorhanden. Und manchmal hilft es auch, einfach zu akzeptieren, dass es mal schlechter und mal besser läuft und stattdessen Projekte im Privatleben entsprechend zu gestalten.

INNERER FRÜHLING

- Konzeption
- Kreativität und Neugierde nutzen
- Möglichkeiten aufdecken und Ideen sammeln

INNERER WINTER

- Zielausrichtung
- Nachhaltige und langfristige Planung
- Wertebasierte Strategien entwickeln

INNERER SOMMER

- Umsetzung
- Tatendrang und selbstbewussteres Auftreten
- Hohe Konzentrations- und Aufnahmefähigkeit

INNERER HERBST

- Reflexion
- Verbesserungspotentiale aufdecken
- Feste, sich wiederholende Handlungsfolgen

Beginning

ZYKLUS-NR.: ________ DATUM: ________________

Was ich mit diesem Zyklus gehen lassen möchte

Wie ich dafür sorge, dass ich es wirklich loslassen kann

Was ich mit diesem Zyklus einladen und neu ausprobieren möchte

Herausforderungen, die ich in diesem Zyklus auf mich zukommen sehe

Wie ich mich auf diese Herausforderungen vorbereite, um sie zu meistern

Mein Mantra für diesen Zyklus

Rezept

INNERER WINTER

SCHOKOLADEN-PORRIDGE

ZUTATEN

- 5 EL kernige Haferflocken
- 200 ml Wasser
- 1 TL Butter
- 1 Prise Salz
- 1 Frucht nach Wahl: Apfel, Birne oder Banane
- 1 Prise Zimt
- 1 Spritzer Zitronensaft
- ¼ Tafel Schokolade

Haferflocken sind wahres Superfood und kaum ein Essen hält mich so lange satt, ohne ein Völlegefühl oder Müdigkeit auszulösen, wie dieser Porridge. Da sich Reste im Kühlschrank bis zu drei Tage halten, mache ich meistens die doppelte Menge und habe dadurch für eine weitere Mahlzeit vorgesorgt.

ZUBEREITUNG

1. Die Haferflocken mit dem Wasser, der Butter und etwas Salz in einem Topf auf niedriger Stufe 2 bis 3 Minuten köcheln lassen. Dabei gelegentlich umrühren.

2. Das Obst waschen und entkernen (bzw. die Banane schälen), in Stücke schneiden und dem Haferbrei hinzufügen.

3. Mit Zimt und Zitronensaft abschmecken. Für etwas mehr Süße kann noch Honig hinzugefügt werden. In eine Schüssel geben.

4. Die Schokolade in kleine Stücke hacken und auf dem Porridge verteilen. Warm genießen.

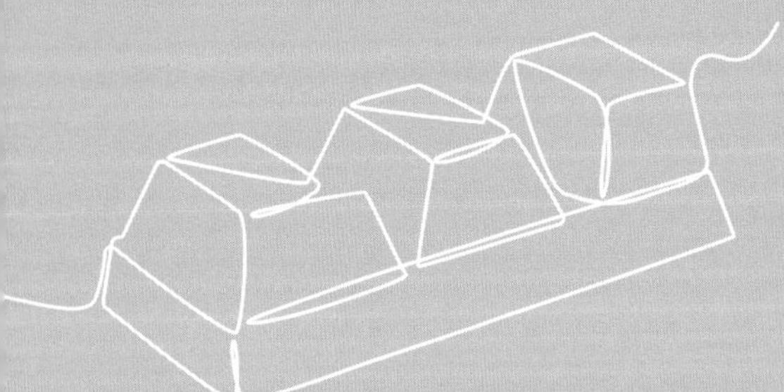

ZYKLUSNR.: ______ ZYKLUSTAG: ______ DATUM: ______________

Mein Vorsatz für heute

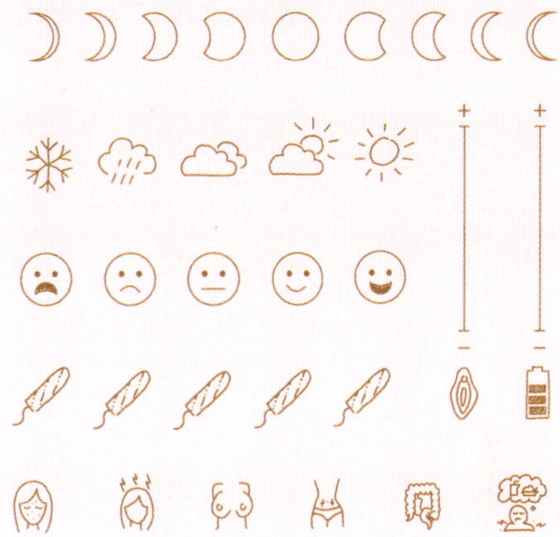

Das ist mir heute gut gelungen

Heute hat mich emotional und mental beschäftigt

Körperliche Besonderheiten

Das hat mich heute alles beeinflusst

Meine heutige Stärke

Meine heutigen Glücksmomente

ZYKLUSNR.: ______ ZYKLUSTAG: ______ DATUM: ______________

Mein Vorsatz für heute

Das ist mir heute gut gelungen

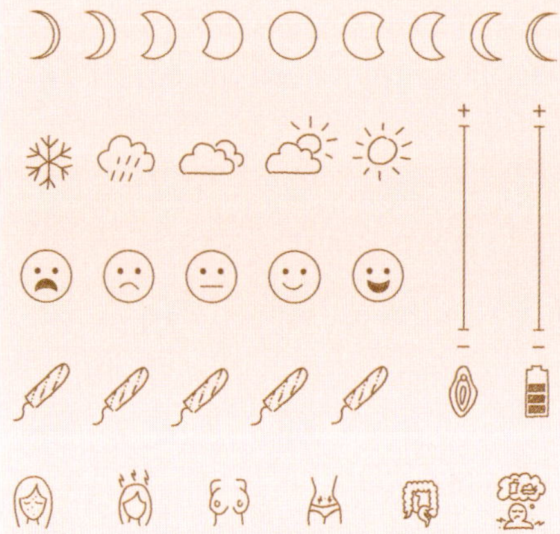

Heute hat mich emotional und mental beschäftigt

Körperliche Besonderheiten

Das hat mich heute alles beeinflusst

Meine heutige Stärke

Meine heutigen Glücksmomente

ZYKLUSNR.: ______ ZYKLUSTAG: ______ DATUM: ______________

Mein Vorsatz für heute

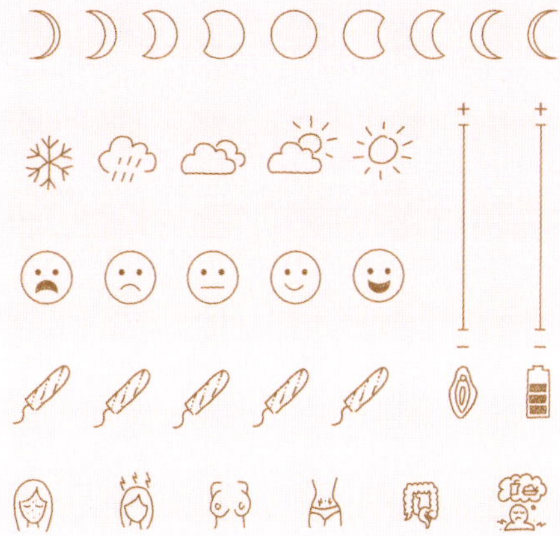

Das ist mir heute gut gelungen

Heute hat mich emotional und mental beschäftigt

Körperliche Besonderheiten

Das hat mich heute alles beeinflusst

Meine heutige Stärke

Meine heutigen Glücksmomente

ZYKLUSNR.: ______ ZYKLUSTAG: ______ DATUM: ______________

Mein Vorsatz für heute

Das ist mir heute gut gelungen

Heute hat mich emotional und mental beschäftigt

Körperliche Besonderheiten

Das hat mich heute alles beeinflusst

Meine heutige Stärke

Meine heutigen Glücksmomente

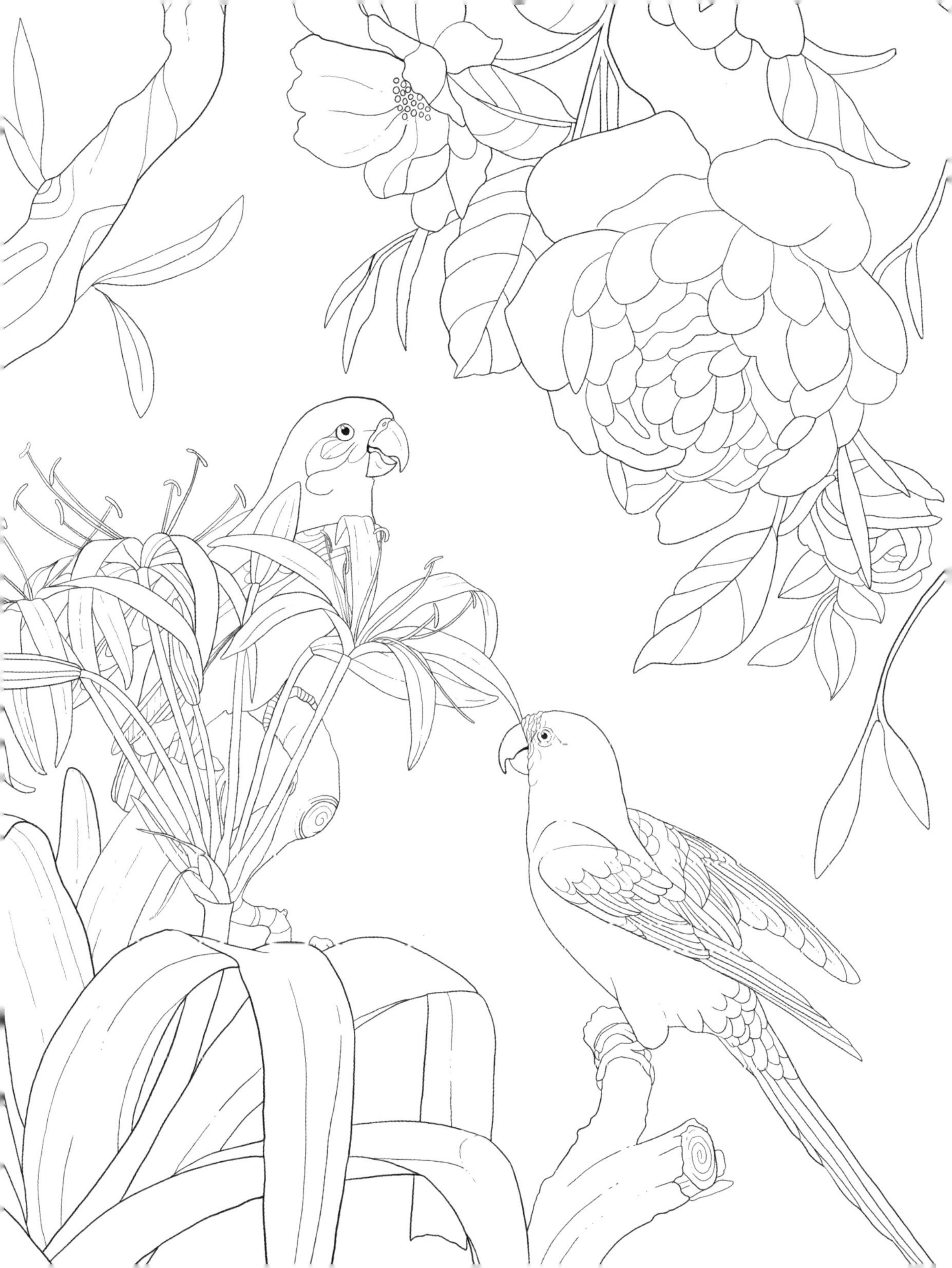

ZYKLUSNR.: ______ ZYKLUSTAG: ______ DATUM: ______________

Mein Vorsatz für heute

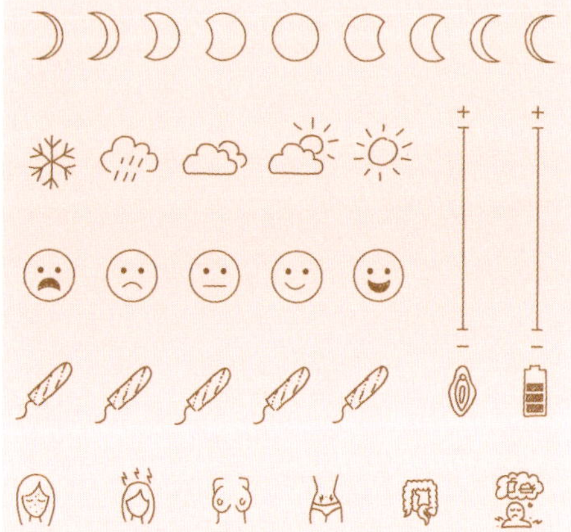

Das ist mir heute gut gelungen

Heute hat mich emotional und mental beschäftigt

Körperliche Besonderheiten

Das hat mich heute alles beeinflusst

Meine heutige Stärke

Meine heutigen Glücksmomente

ZYKLUSNR.: ______ ZYKLUSTAG: ______ DATUM: ______________

Mein Vorsatz für heute

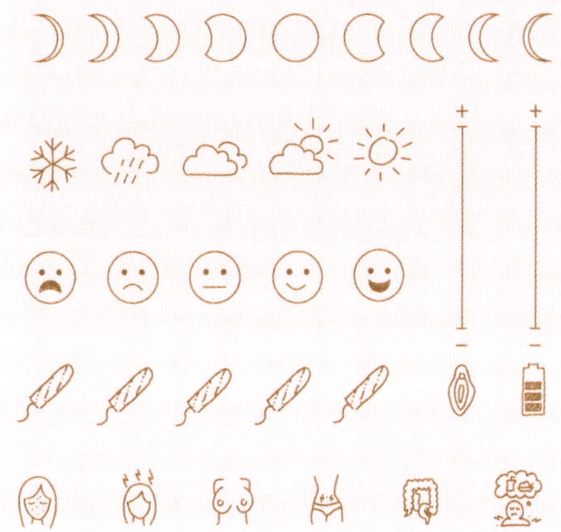

Das ist mir heute gut gelungen

Heute hat mich emotional und mental beschäftigt

Körperliche Besonderheiten

Das hat mich heute alles beeinflusst

Meine heutige Stärke

Meine heutigen Glücksmomente

ZYKLUSNR.: ______ ZYKLUSTAG: ______ DATUM: ____________

Mein Vorsatz für heute

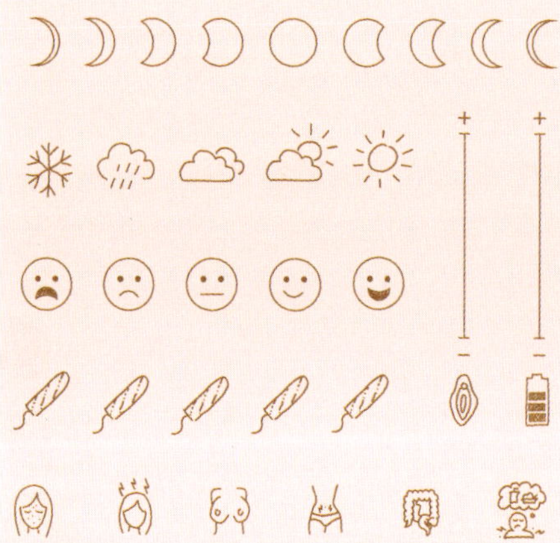

Das ist mir heute gut gelungen

Heute hat mich emotional und mental beschäftigt

Körperliche Besonderheiten

Das hat mich heute alles beeinflusst

Meine heutige Stärke

Meine heutigen Glücksmomente

do it yourself
INNERER WINTER

BLATT-UNTERSETZER

ANLEITUNG

1. Zuerst die Vliesteile auf die linken Seiten zweier Stoffteile bügeln.

2. Jeweils ein Blatt mit und ein Blatt ohne Bügelvlies rechts auf rechts aufeinanderstecken und an den Außenkanten zusammennähen. Die Nahtzugaben an den Rundungen V-förmig einknipsen, an der Spitze bis dicht an die Naht schräg abschneiden.

3. Die Blätter wenden und bügeln. Die Nahtzugaben an der Wendeöffnung nach innen einschlagen und mit Matratzenstichen von Hand oder knappkantig mit der Nähmaschine schließen.

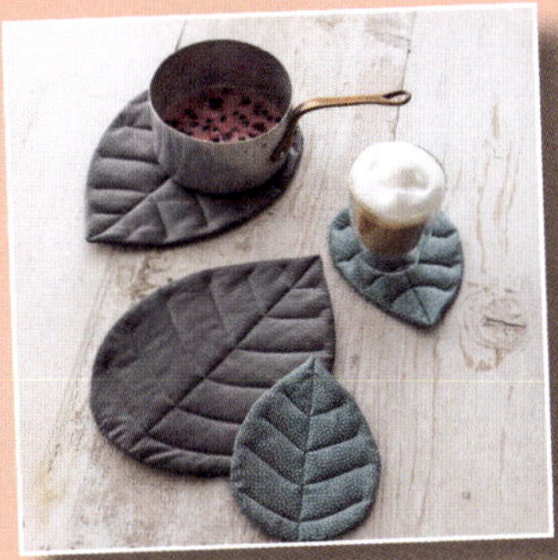

4. Mit Schneiderkreide oder einem Trickmarker die Blattadern vom Schnittmuster jeweils auf eine Seite des Blatts übertragen. Dafür das Papierschnittmuster nach und nach zur Seite falten, um die einzelnen Adern nachfahren zu können. Anschließend die Blattadern nachnähen.

GUT ZU WISSEN Durch die Hormonschwankungen im Zyklus ändert sich dein mentales Erleben und Auftreten. Statt dich darüber zu ärgern, warum etwas letzte Woche geklappt hat und dir heute schwerfällt, kannst du diese vielfältigen Blickwinkel und Schwerpunkte für dich nutzen, sobald du sie kennst. Dein Zyklus beeinflusst u.a.: Introvertiert vs. extrovertiert sein, Selbstzweifel vs. Selbstvertrauen, Geduld vs. Tatendrang, Gemeinschaftsgefühl vs. Durchsetzungsstärke, Empathie vs. Rationalität, Struktur vs. Kreativität.

MATERIAL

Für zwei kleine Blätter

- ☑ Baumwollstoff in Petrol mit weißen Tupfen, 80 cm x 20 cm
- ☑ Volumenvlies zum Aufbügeln H 640, 40 cm x 20 cm

Für zwei große Blätter

- ☑ Baumwollstoff in Grau, 100 cm x 30 cm
- ☑ Volumenvlies zum Aufbügeln H 640, 50 cm x 30 cm
- ☑ Schnittmustervorlage im TOPP Download-Center

ZUSCHNITT

Für 2 Untersetzer
An allen Teilen jeweils 0,75 cm Nahtzugabe zugeben.

- ☑ Baumwollstoff – 4x „Blatt"
- ☑ Vlies – 2x „Blatt"

ZYKLUSNR.: ______ ZYKLUSTAG: ______ DATUM: ______________

Mein Vorsatz für heute

Das ist mir heute gut gelungen

Heute hat mich emotional und mental beschäftigt

Körperliche Besonderheiten

Das hat mich heute alles beeinflusst

Meine heutige Stärke

Meine heutigen Glücksmomente

ZYKLUSNR.: ______ ZYKLUSTAG: ______ DATUM: ______________

Mein Vorsatz für heute

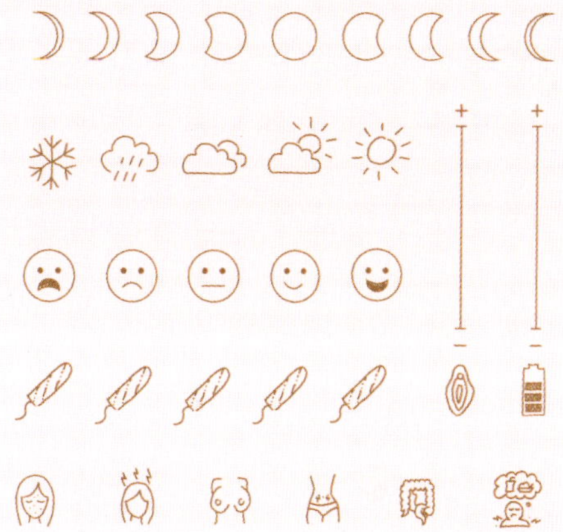

Das ist mir heute gut gelungen

Heute hat mich emotional und mental beschäftigt

Körperliche Besonderheiten

Das hat mich heute alles beeinflusst

Meine heutige Stärke

Meine heutigen Glücksmomente

ZYKLUSNR.: ______ ZYKLUSTAG: ______ DATUM: ______________

Mein Vorsatz für heute

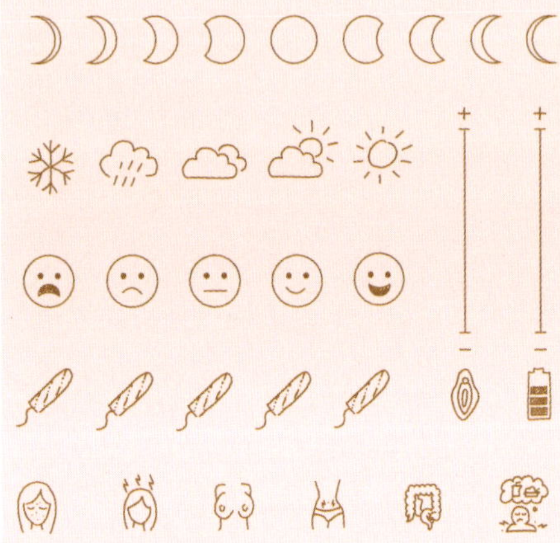

Das ist mir heute gut gelungen

Heute hat mich emotional und mental beschäftigt

Körperliche Besonderheiten

Das hat mich heute alles beeinflusst

Meine heutige Stärke

Meine heutigen Glücksmomente

ROTE-LINSEN-PFANNKUCHEN

ZUTATEN

- ☑ 150 g rote oder gelbe Linsen
- ☑ 250 ml Wasser
- ☑ 1 Prise Salz
- ☑ 1 Prise Kreuzkümmel
- ☑ Bratfett
- ☑ 200 g Spinat, Rucola oder anderer Feldsalat
- ☑ 1 Rote Beete (gekocht oder roh)
- ☑ Frischkäse oder veganer Aufstrich
- ☑ Honig
- ☑ Körniger Senf
- ☑ Geräucherter Lachs oder fertiger Tofu
- ☑ Körner und Saaten deiner Wahl

Nach der Periode solltest du deine Nährstoffspeicher auffüllen und dir gleichzeitig mehr Genuss erlauben als sonst. Mit diesen glutenfreien und proteinreichen Pfannkuchenwraps ist das möglich.

ZUBEREITUNG

1. Rote oder gelbe Linsen über Nacht in reichlich Wasser einweichen. Dann abgießen und abspülen. Mit 250 ml Wasser, Kreuzkümmel und Salz im Mixer zu einem glatten Teig pürieren.

2. Eine antihaftbeschichtete Pfanne auf mittlerer Hitze erwärmen, gut einfetten und den Teig dünn eingießen. Den Pfannkuchen auf jeder Seite goldbraun backen, bis sich die Ränder von der Pfanne lösen.

3. Währenddessen den Salat oder Spinat waschen und abtropfen lassen. Die Rote Beete mit der Küchenreibe fein raspeln.

4. Den fertigen Pfannkuchen mit Frischkäse bestreichen, mit Honig und körnigem Senf und Körnern besprenkeln, den Lachs oder Tofu und das Gemüse auflegen und den Pfannkuchen einrollen. Schmeckt sowohl warm als auch kalt.

ZYKLUSNR.: ______ ZYKLUSTAG: ______ DATUM: ______________

Mein Vorsatz für heute

Das ist mir heute gut gelungen

Heute hat mich emotional und mental beschäftigt

Körperliche Besonderheiten

Das hat mich heute alles beeinflusst

Meine heutige Stärke

Meine heutigen Glücksmomente

ZYKLUSNR.: ______ ZYKLUSTAG: ______ DATUM: ______________

Mein Vorsatz für heute

Das ist mir heute gut gelungen

Heute hat mich emotional und mental beschäftigt

Körperliche Besonderheiten

Das hat mich heute alles beeinflusst

Meine heutige Stärke

Meine heutigen Glücksmomente

ZYKLUSNR.: ______ ZYKLUSTAG: ______ DATUM: ______________

Mein Vorsatz für heute

Das ist mir heute gut gelungen

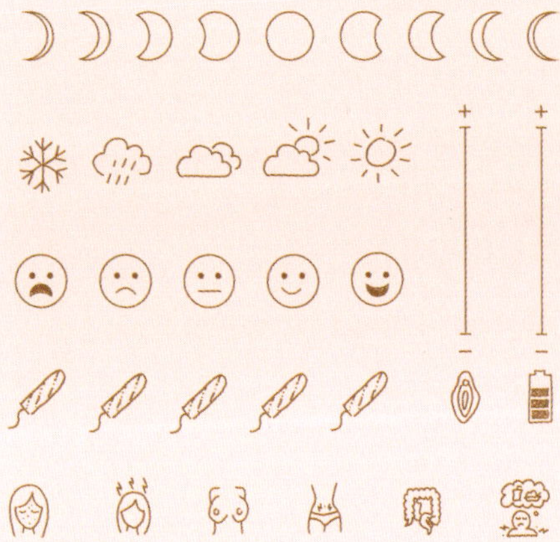

Heute hat mich emotional und mental beschäftigt

Körperliche Besonderheiten

Das hat mich heute alles beeinflusst

Meine heutige Stärke

Meine heutigen Glücksmomente

GLÜCKSMOMENTE-GLAS

Die kleinen Momente im Alltag, die ein Lächeln aufs Gesicht zaubern, festhalten zu können – das geht ganz easy! Notiere einfach deine Glücksmomente auf kleinen Zetteln und sammle sie im Glas.

ANLEITUNG

1. Entwirf deinen eigenen Schriftzug auf einem Blatt Papier oder pause die Vorlage ab.

2. Klebe den Entwurf mit dem Malerkrepp innen im Glas fest und zeichne den Schriftzug mit dem Marker bzw. dem Brushpen nach.

3. Um den Schriftzug gut haltbar zu machen, brenn ihn bei 160 °C für 30 Minuten im Backofen ein.

4. Schneide den Karton in Etikett-Größe (etwa 3 cm x 5 cm) zu, stanze mit dem Locher ein Loch und beschrifte ihn (z.B. mit der Jahreszahl, einem anderen Text deiner Wahl oder kleinen Illustrationen).

5. Dekoriere das Glas mit Geschenkbändern und befestige das Etikett mit einer Kordel. Wenn du möchtest, kannst du auch noch eine Lichterkette ins Glas geben.

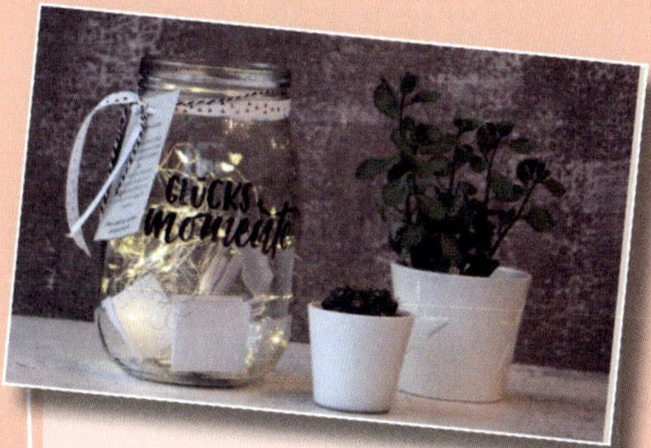

MATERIAL

- ☑ Gurkenglas (oder anderes, etwas größeres Altglas)
- ☑ Porzellan Brushpen in Schwarz
- ☑ Porzellan Marker in Schwarz
- ☑ Reste von Geschenkbändern und Kordeln
- ☑ Karton oder festes Papier
- ☑ Locher
- ☑ evtl. Bleistift, Papier & Washi Tape oder Malerkrepp
- ☑ evtl. Lichterkette
- ☑ Vorlage im TOPP Download Center

GUT ZU WISSEN Manche Entscheidungen sind schwer zu treffen. Deine Wünsche, Bedürfnisse und Blickwinkel verändern sich im Laufe des Zyklus. Deshalb empfehle ich dir bei wichtigen Entscheidungen, nicht nur eine Nacht darüber zu schlafen, sondern einen Zyklus lang mit ihnen „schwanger" zu gehen. Dadurch findest du Lösungen, die du später auch langfristig in allen Zyklusphasen tragen kannst. Wenn du zwischen zwei Möglichkeiten schwankst, frage dich: Unter welchen Bedingungen kannst du dich für oder gegen etwas entscheiden?

ZYKLUSNR.: ______ ZYKLUSTAG: ______ DATUM: ______________

Mein Vorsatz für heute

Das ist mir heute gut gelungen

Heute hat mich emotional und mental beschäftigt

Körperliche Besonderheiten

Das hat mich heute alles beeinflusst

Meine heutige Stärke

Meine heutigen Glücksmomente

ZYKLUSNR.: ______ ZYKLUSTAG: ______ DATUM: ______________

Mein Vorsatz für heute

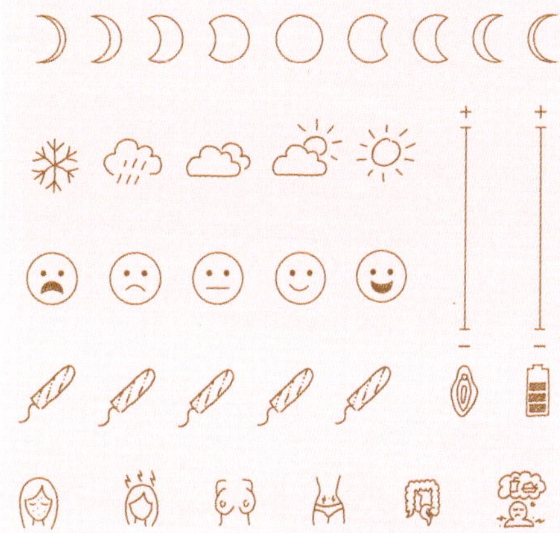

Das ist mir heute gut gelungen

Heute hat mich emotional und mental beschäftigt

Körperliche Besonderheiten

Das hat mich heute alles beeinflusst

Meine heutige Stärke

Meine heutigen Glücksmomente

ZYKLUSNR.: ______ ZYKLUSTAG: ______ DATUM: ______________

Mein Vorsatz für heute

Das ist mir heute gut gelungen

Heute hat mich emotional und mental beschäftigt

Körperliche Besonderheiten

Das hat mich heute alles beeinflusst

Meine heutige Stärke

Meine heutigen Glücksmomente

ZYKLUSNR.: ______ ZYKLUSTAG: ______ DATUM: ______________

Mein Vorsatz für heute

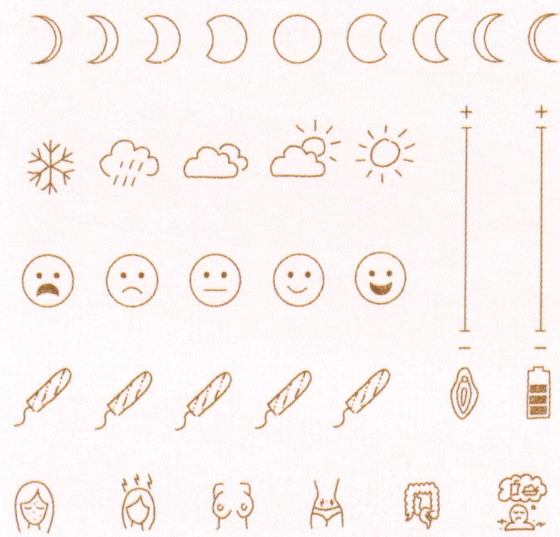

Das ist mir heute gut gelungen

Heute hat mich emotional und mental beschäftigt

Körperliche Besonderheiten

Das hat mich heute alles beeinflusst

Meine heutige Stärke

Meine heutigen Glücksmomente

ZYKLUSNR.: ______ ZYKLUSTAG: ______ DATUM: ______________

Mein Vorsatz für heute

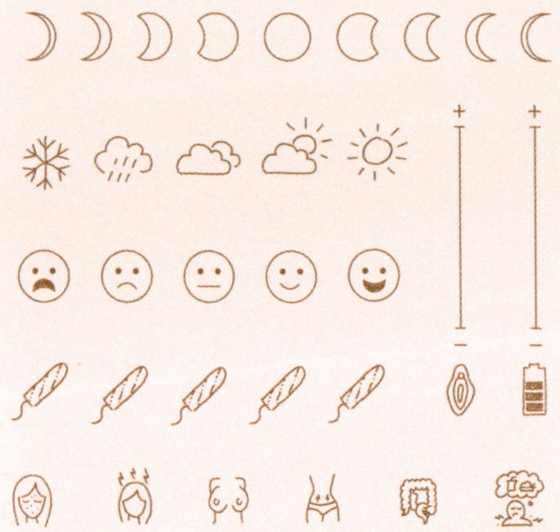

Das ist mir heute gut gelungen

Heute hat mich emotional und mental beschäftigt

Körperliche Besonderheiten

Das hat mich heute alles beeinflusst

Meine heutige Stärke

Meine heutigen Glücksmomente

ZYKLUSNR.: ______ ZYKLUSTAG: ______ DATUM: ______________

Mein Vorsatz für heute

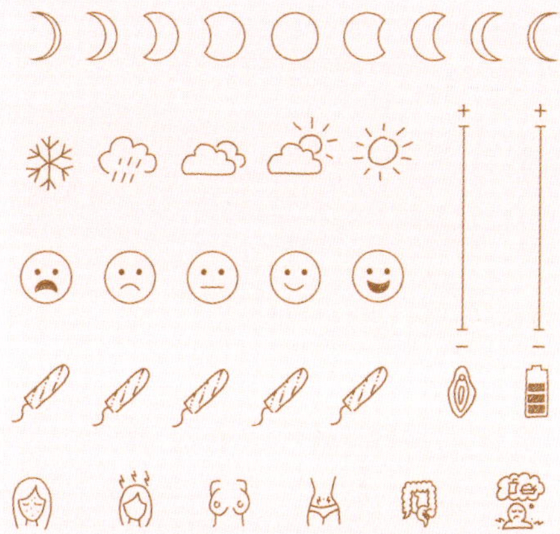

Das ist mir heute gut gelungen

Heute hat mich emotional und mental beschäftigt

Körperliche Besonderheiten

Das hat mich heute alles beeinflusst

Meine heutige Stärke

Meine heutigen Glücksmomente

do it yourself

INNERER SOMMER

WIMPELKETTE

ANLEITUNG

1. Fädel sechs Holzperlen auf einen 1 m langen Faden auf.

2. Fertige nun eine Tassel an in der Farbe deiner Wahl an. Lege für die Tassel vier 20 cm lange Baumwollfäden bis zur Mitte über den 1 m langen Faden und fixiere anschließend die Stränge mit einem Wickelknoten (siehe Seite 33). Nutze dazu einen 30 cm langen Faden.

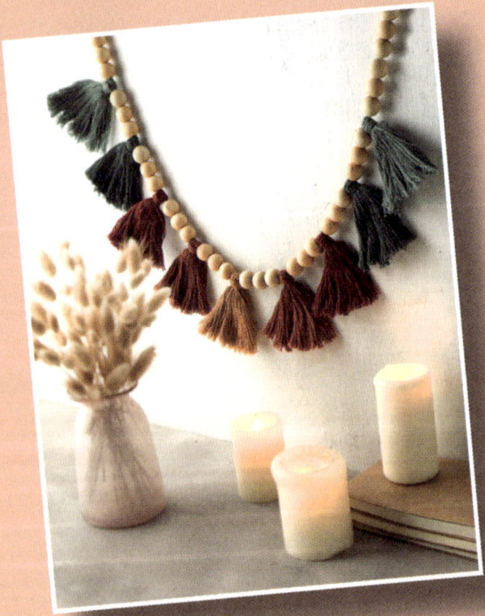

3. Wechsel nun immer drei Holzperlen mit einer Tassel ab. Wenn du möchtest, kannst du einen Farbwechsel einarbeiten, indem du verschiedenfarbige Garne verwendest.

4. Als letzten Schritt kämmst du alle Tassel aus und kürzst sie auf Wunschlänge.

MATERIAL

- ☑ Baumwollfaden in Natur, geflochten, ø 4 mm, 1 m lang
- ☑ 36 Holzperlen, ø 2 cm
- ☑ Pro Tassel: 4 Baumwollfäden, geflochten, ø 4 mm,
- ☑ 20 cm lang (Farben optional: Jade, Honig, Weinrot, Waldgrün, Rostrot)
- ☑ Baumwollfaden, geflochten, ø 4 mm, 30 cm lang

Rezept

INNERER SOMMER

GOLDENE MILCH

ZUBEREITUNG

Dieses ayurvedische Getränk wirkt entzündungshemmend und antioxidativ, es stärkt dein Immunsystem und unterstützt deine Leber. Mische dafür Ingwer, Kurkuma, schwarzen Pfeffer, Zimt und gesundes Pflanzenöl mit 300 ml warmem Pflanzendrink. Wenn du willst, kannst du sie mit der Süße deiner Wahl, z.B. Agavendicksaft, abschmecken. Die trockenen Zutaten kannst du vorher in größeren Mengen in einem Schraubglas abmischen, sodass du nicht für jede Tasse alle Gewürze herausholen musst.

ZUTATEN

- [x] 1 EL Ingwer
- [x] 1 EL Kurkuma
- [x] ¼ TL schwarzen Pfeffer
- [x] ¼ TL Zimt
- [x] ½ TL gesundes Pflanzenöl
- [x] 300 ml warmer Pflanzendrink
- [x] optional: Agavendicksaft

GUT ZU WISSEN Vor der Periode kommt dein Körper an seine Grenzen. Deine Körpertemperatur ist erhöht, was Energie raubt. In deiner Gebärmutterschleimhaut werden Nährstoffe eingelagert, und deine Brüste werden auf eine mögliche Schwangerschaft vorbereitet. Stimmungsschwankungen, Schmerzen, Wassereinlagerungen, Hautprobleme usw. in dieser Zeit nennt man PMS, es ist eine Skala deiner Erschöpfung. Statt mit leeren Akkus in die Periode zu starten, frage dich lieber, was du heute liegenlassen oder abgeben kannst.

ZYKLUSNR.: ______ ZYKLUSTAG: ______ DATUM: ______________

Mein Vorsatz für heute

Das ist mir heute gut gelungen

Heute hat mich emotional und mental beschäftigt

Körperliche Besonderheiten

Das hat mich heute alles beeinflusst

Meine heutige Stärke

Meine heutigen Glücksmomente

ZYKLUSNR.: ______ ZYKLUSTAG: ______ DATUM: ______________

Mein Vorsatz für heute

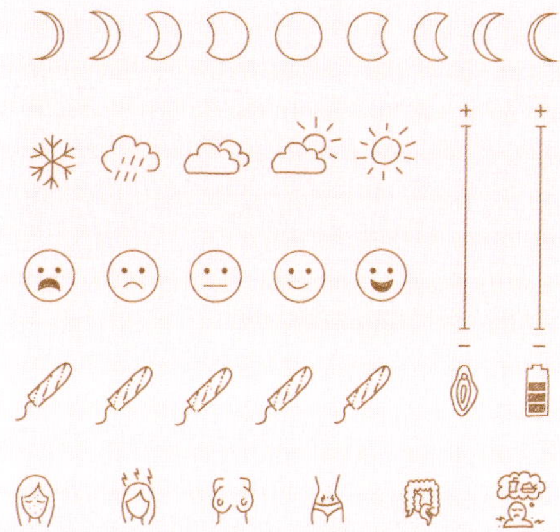

Das ist mir heute gut gelungen

Heute hat mich emotional und mental beschäftigt

Körperliche Besonderheiten

Das hat mich heute alles beeinflusst

Meine heutige Stärke

Meine heutigen Glücksmomente

ZYKLUSNR.: ______ ZYKLUSTAG: ______ DATUM: ______________

Mein Vorsatz für heute

Das ist mir heute gut gelungen

Heute hat mich emotional und mental beschäftigt

Körperliche Besonderheiten

Das hat mich heute alles beeinflusst

Meine heutige Stärke

Meine heutigen Glücksmomente

ZYKLUSNR.: ______ ZYKLUSTAG: ______ DATUM: ______________

Mein Vorsatz für heute

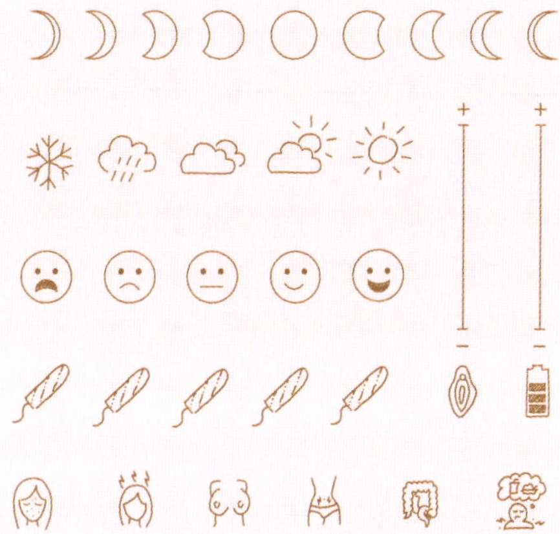

Das ist mir heute gut gelungen

Heute hat mich emotional und mental beschäftigt

Körperliche Besonderheiten

Das hat mich heute alles beeinflusst

Meine heutige Stärke

Meine heutigen Glücksmomente

ZYKLUSNR.: ______ ZYKLUSTAG: ______ DATUM: ______________

Mein Vorsatz für heute

Das ist mir heute gut gelungen

Heute hat mich emotional und mental beschäftigt

Körperliche Besonderheiten

Das hat mich heute alles beeinflusst

Meine heutige Stärke

Meine heutigen Glücksmomente

ZYKLUSNR.: ______ ZYKLUSTAG: ______ DATUM: ______________

Mein Vorsatz für heute

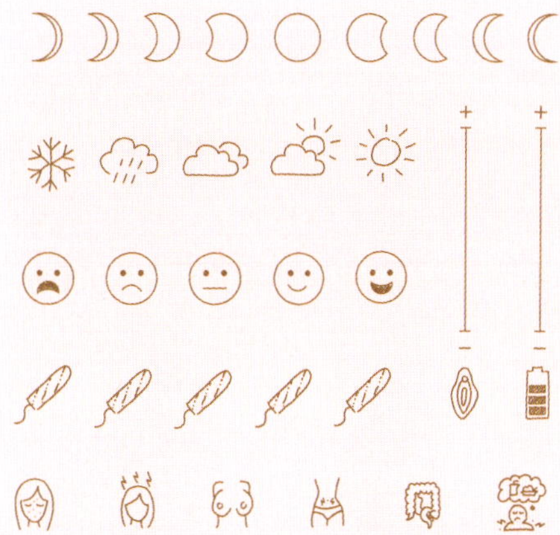

Das ist mir heute gut gelungen

Heute hat mich emotional und mental beschäftigt

Körperliche Besonderheiten

Das hat mich heute alles beeinflusst

Meine heutige Stärke

Meine heutigen Glücksmomente

do it yourself

INNERER HERBST

TEESEIFE

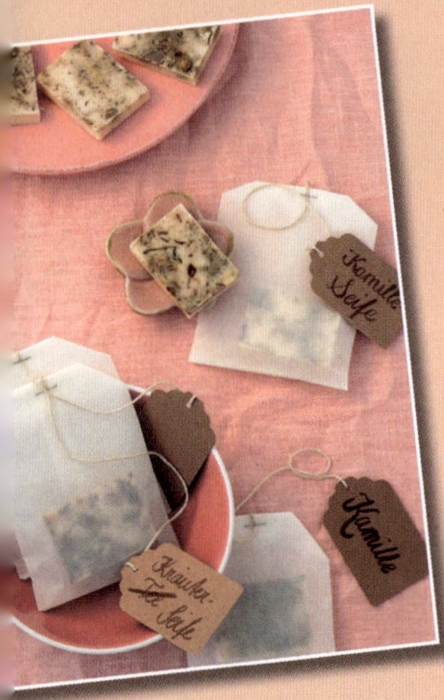

ANLEITUNG

1. Die Seife schmelzen und leicht orange einfärben (siehe dazu Seite 101). Mit Seifenduft verfeinern. Die getrockneten Blüten einrühren und in die Form gießen. Anschließend in kleine Scheiben schneiden.

2. Nun aus Transparentpapier Rechtecke schneiden (15 cm x 20 cm), hinten in der Mitte zusammenkleben, unten einklappen und mit einem Klebestreifen fixieren. Seife hineinstecken, oben falten wie einen Teebeutel und das Schildchen mit der Kordel daran befestigen. Abschließend mit dem Filzstift beschriften.

TIPP Die Seife kann auch in einen größeren Behälter gegossen und dann in die passende Größe geschnitten werden. Jede Seife sollte etwa 5 cm x 6 cm groß sein. Natürlich kannst du deine Teeseife auch anders variieren, wie wäre es z. B. mit einer Pfefferminzseife?

MOTIVGRÖẞE

Seifenstück: 5 cm x 6 cm x 1 cm
Teebeutel: 12 cm x 9 cm x 1 cm

MATERIAL

Material für 6–7 Seifen

- ☑ rechteckige Seifengießform
- ☑ 200 g Rohseife in Weiß
- ☑ 2–3 Tropfen Seifenfarbe in Orange
- ☑ Seifenduftöl Kamille
- ☑ etwa 1 TL getrocknete Kamillenblüten (oder Inhalt eines Kamillenteebeutels)
- ☑ Transparentpapier, A5 (pro Stück)
- ☑ Baumwollkordel, 30 cm lang
- ☑ Tacker
- ☑ Klebestreifen
- ☑ Tonpapierrest in Braun
- ☑ Stanzer Anhänger und Loch (oder gekaufte Schildchen)
- ☑ Filzstifte in Schwarz oder Braun

ZYKLUSNR.: ______ ZYKLUSTAG: ______ DATUM: ______________

Mein Vorsatz für heute

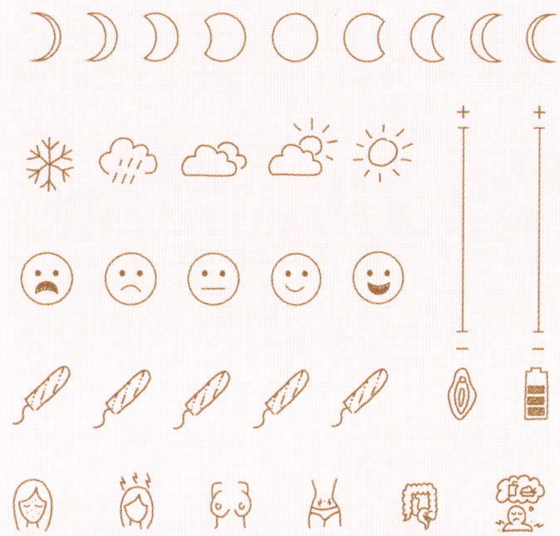

Das ist mir heute gut gelungen

Heute hat mich emotional und mental beschäftigt

Körperliche Besonderheiten

Das hat mich heute alles beeinflusst

Meine heutige Stärke

Meine heutigen Glücksmomente

ZYKLUSNR.: ______ ZYKLUSTAG: ______ DATUM: ______________

Mein Vorsatz für heute

Das ist mir heute gut gelungen

Heute hat mich emotional und mental beschäftigt

Körperliche Besonderheiten

Das hat mich heute alles beeinflusst

Meine heutige Stärke

Meine heutigen Glücksmomente

Rezept
INNERER HERBST

DINKELRISOTTO MIT KÜRBIS

ZUTATEN

- ☑ 100 g Blattspinat
- ☑ 1 Kürbis (Butternut oder Hokkaido)
- ☑ 200 g Pilze
- ☑ 1 Knoblauchzehe
- ☑ 1 Zwiebel
- ☑ 1 EL Bratfett
- ☑ 250 g Dinkel oder Grünkern
- ☑ 200 ml Weißwein
- ☑ 750 ml glutamatfreie Brühe
- ☑ Feta aus Ziegen- oder Schafsmilch oder pflanzliche Alternative

Dieses farbenfrohe Risotto liefert wertvolle Proteine und deckt deinen Mehrbedarf an Kalorien im inneren Herbst.

ZUBEREITUNG

1. Blattspinat waschen oder auftauen. Den Kürbis waschen, evtl. schälen, entkernen und klein schneiden. Pilze säubern und in mundgerechte Stücke schneiden. Zwiebeln und Knoblauch schälen und klein schneiden.

2. In einer großen Pfanne das Bratfett erhitzen und den Dinkel mit der Zwiebel und Pilzen darin andünsten. Anschließend Kürbis, Spinat und Knoblauch hinzugeben.

3. Mit dem Weißwein ablöschen. Für 30 min köcheln lassen und dabei immer wieder umrühren und gelegentlich Brühe nachgießen.

4. Mit Zitronensaft, Salz und Pfeffer abschmecken und mit Fetawürfeln garniert servieren.

GUT ZU WISSEN Koffein macht wach, weil es Stresshormone ausschütten lässt, und diese beeinflussen deinen Zyklus auf mehreren Wegen negativ. Deshalb sollte Kaffee & Co. immer ein Genussmittel sein, dass du dir nur bewusst gönnst. Wie viel Koffein dein Körper verkraftet, ist von der Zyklusphase abhängig: Viele vertragen nach dem Eisprung deutlich weniger als vorher. Trinke Kaffee außerdem niemals auf nüchternen Magen und ohne dazu etwas dazu zu essen, damit deine Schilddrüse nicht auf Sparflamme wechselt.

ZYKLUSNR.: ______ ZYKLUSTAG: ______ DATUM: ______________

Mein Vorsatz für heute

Das ist mir heute gut gelungen

Heute hat mich emotional und mental beschäftigt

Körperliche Besonderheiten

Das hat mich heute alles beeinflusst

Meine heutige Stärke

Meine heutigen Glücksmomente

ZYKLUSNR.: ______ ZYKLUSTAG: ______ DATUM: ______________

Mein Vorsatz für heute

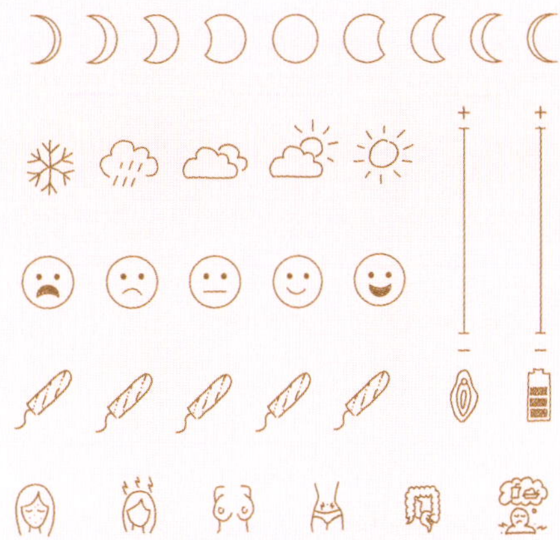

Das ist mir heute gut gelungen

Heute hat mich emotional und mental beschäftigt

Körperliche Besonderheiten

Das hat mich heute alles beeinflusst

Meine heutige Stärke

Meine heutigen Glücksmomente

ZYKLUSNR.: ______ ZYKLUSTAG: ______ DATUM: ______________

Mein Vorsatz für heute

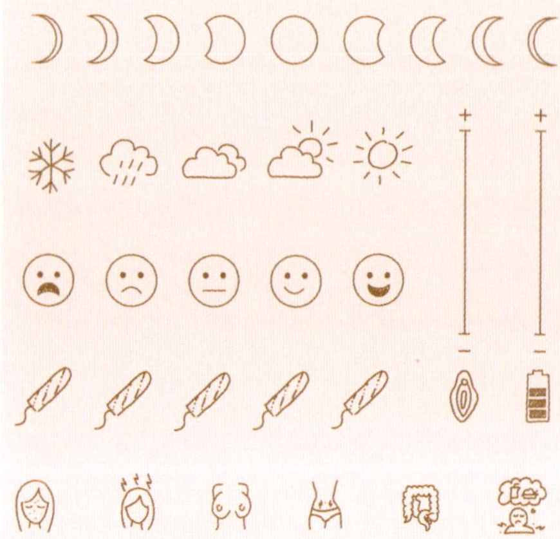

Das ist mir heute gut gelungen

Heute hat mich emotional und mental beschäftigt

Körperliche Besonderheiten

Das hat mich heute alles beeinflusst

Meine heutige Stärke

Meine heutigen Glücksmomente

ZYKLUSNR.: ______ ZYKLUSTAG: ______ DATUM: ______________

Mein Vorsatz für heute

Das ist mir heute gut gelungen

Heute hat mich emotional und mental beschäftigt

Körperliche Besonderheiten

Das hat mich heute alles beeinflusst

Meine heutige Stärke

Meine heutigen Glücksmomente

ZYKLUS-NR.: ______

ZYKLUS-ÜBERSICHT

DATUM: ______________

Zyklustag	1	2	3	4	5	6	7	8	9	10	11	12	13	14	15	16	17	18	19	20	21	22	23	24	25	26	27	28	29	30	31
Mond																															
Wetter																															
Blutung																															
Energie																															
Libido																															
Stimmung																															
Schlaf																															
Arbeit																															
Bewegung																															
Haut																															
Kopfweh																															
Brüste																															
Unterleib																															
Verdauung																															

Fazit
ZYKLUS 5

Was mir in diesem Zyklus aufgefallen ist

Was mir in diesem Zyklus gelungen ist

Was mich diesen Zyklus negativ beeinflusst hat und was ich zukünftig vermeiden werde

Was mir diesen Zyklus gutgetan hat und was ich öfters machen werde

Beobachtungen meiner Mitmenschen

Fazit für diesen Zyklus

Körperzeichen
ZYKLUS 6

Die Hormone Östrogen und Progesteron verändern mehrere Körperzeichen, anhand derer du deine aktuelle Zyklusphase bestimmen kannst. So ist deine Körpertemperatur vor dem Eisprung auf einem niedrigeren Niveau als danach. Dein ganz natürlicher und gesunder Ausfluss - Zervixschleim genannt - verändert sich in Farbe, Konsistenz und Menge. Der Übergang von Vagina zur Gebärmutter nennt sich Muttermund und kann je nach Zyklusphase mal mehr und mal weniger leicht mit dem Finger ertastet werden. Wenn du diese „Sprache" deines Körpers lesen lernst, kannst du den Wechsel der inneren Jahreszeiten besser nachvollziehen. Mit der symptothermalen Methode erkennst du sogar noch mehr Feinheiten und kannst die Körperzeichen sowohl bei Kinderwunsch als auch zur Verhütung nutzen. Richtig erlernt, ist diese NFP-Art genauso sicher wie die Pille.

INNERER FRÜHLING

- Weißer Zervixschleim
- Leicht geöffneter Muttermund
- Niedrige Temperatur

INNERER WINTER

- Periode
- Offener, schwer erreichbarer Muttermund
- Niedrigere Temperatur
- Mittlere Libido

INNERER SOMMER

- Transparenter Zervixschleim
- Offener, schwer erreichbarer Muttermund
- Nach Eisprung steigt Temperatur
- Höchste Libido

INNERER HERBST

- Klebriger, gelber Zervixschleim
- Geschlossener, leicht erreichbarer Muttermund
- Hohe Temperatur
- Niedrigste Libido

Beginning

ZYKLUS-NR.: ______ DATUM: ______________

Was ich mit diesem Zyklus gehen lassen möchte

Wie ich dafür sorge, dass ich es wirklich loslassen kann

Was ich mit diesem Zyklus einladen und neu ausprobieren möchte

Herausforderungen, die ich in diesem Zyklus auf mich zukommen sehe

Wie ich mich auf diese Herausforderungen vorbereite, um sie zu meistern

Mein Mantra für diesen Zyklus

ZYKLUSNR.: ______ ZYKLUSTAG: ______ DATUM: ______________

Mein Vorsatz für heute

Das ist mir heute gut gelungen

Heute hat mich emotional und mental beschäftigt

Körperliche Besonderheiten

Das hat mich heute alles beeinflusst

Meine heutige Stärke

Meine heutigen Glücksmomente

ZYKLUSNR.: ______ ZYKLUSTAG: ______ DATUM: ______________

Mein Vorsatz für heute

Das ist mir heute gut gelungen

Heute hat mich emotional und mental beschäftigt

Körperliche Besonderheiten

Das hat mich heute alles beeinflusst

Meine heutige Stärke

Meine heutigen Glücksmomente

Rezept
INNERER WINTER

THAILÄNDISCHE HÜHNERSUPPE

ZUTATEN

- ☑ 400 g Hühnerfleisch oder vegane Alternative
- ☑ 1 Limette
- ☑ 5 EL Fischsoße
- ☑ 1 EL Brauner Zucker
- ☑ 1 cm Ingwerwurzel
- ☑ 1 Chilischote
- ☑ 500 ml glutamatfreie Brühe
- ☑ 1 Dose Kokosmilch
- ☑ 1 Bund Glasnudeln
- ☑ 1 Handvoll Koreandergrün

Diese Suppe wärmt und entspannt unheimlich gut von innen und liefert gleichzeitig Elektrolyte und ausreichend Energie für deine Periode.

ZUBEREITUNG

1. Hühnerfleisch oder Alternative in mundgerechte Stücke schneiden. Mit Limettensaft, Fischsoße und braunem Zucker marinieren und beiseite stellen.

2. Währenddessen die Chilischote waschen, den Ingwer schälen, klein schneiden und in einem großen Topf kurz rösten. Das Hühnerfleisch hinzugeben und kurz anbräunen.

3. Mit Brühe und Kokosmilch ablöschen und die Glasnudeln hinzugeben. Für 10 Minuten köcheln lassen. Den Koriander waschen, klein hobeln und damit die Suppe garnieren.

GUT ZU WISSEN In der Welt der Periodenprodukte hat sich in letzter Zeit viel getan, und mit ein bisschen Neugierde findet sich für jede Frau und Gelegenheit das Richtige. Tampons und Binden gibt es nun auch in Bioqualität oder waschbar aus Stoff, damit deine Schleimhaut nicht mit Pestiziden in Kontakt kommt. Menstruationstassen und - scheiben sammeln das Blut in dir und lassen sich durch Abkochen hygienisch reinigen. Und Periodenunterwäsche sorgt dafür, dass du dir fast gar keine Gedanken mehr machen musst.

ZYKLUSNR.: ______ ZYKLUSTAG: ______ DATUM: ______________

Mein Vorsatz für heute

Das ist mir heute gut gelungen

Heute hat mich emotional und mental beschäftigt

Körperliche Besonderheiten

Das hat mich heute alles beeinflusst

Meine heutige Stärke

Meine heutigen Glücksmomente

ZYKLUSNR.: ______ ZYKLUSTAG: ______ DATUM: ______________

Mein Vorsatz für heute

Das ist mir heute gut gelungen

Heute hat mich emotional und mental beschäftigt

Körperliche Besonderheiten

Das hat mich heute alles beeinflusst

Meine heutige Stärke

Meine heutigen Glücksmomente

ZYKLUSNR.: ______ ZYKLUSTAG: ______ DATUM: ______________

Mein Vorsatz für heute

Das ist mir heute gut gelungen

Heute hat mich emotional und mental beschäftigt

Körperliche Besonderheiten

Das hat mich heute alles beeinflusst

Meine heutige Stärke

Meine heutigen Glücksmomente

do it yourself

INNERER WINTER

KIRSCHKERNKISSEN

MATERIAL

- ☑ feiner Baumwollstoff in Weiß, 20 cm x 20 cm (2x)
- ☑ Korkstoff, 3 cm x 10 cm (4x)
- ☑ 4 Holzperlen in Natur, ø 0,5 cm
- ☑ 120 g Kirschkerne
- ☑ Baumwollgarn in Blaugrün, 4 x 10 cm lang
- ☑ Stoffmalfarbe in Blaugrün
- ☑ Konturenfarbe für Seidenmalerei in Perlsilber-Kupfer
- ☑ Malschwamm
- ☑ Zickzack-Stoffschere
- ☑ Bügeleisen
- ☑ Nähmaschine und passendes Nähgarn
- ☑ Sublimatstift
- ☑ Textilkleber
- ☑ Nähnadel mit großem Öhr

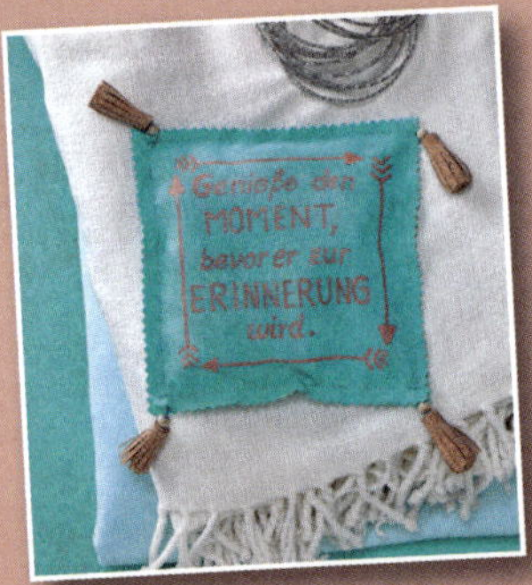

Neue Textilien solltet ihr immer erst waschen. Auch vor dem Nähen ist das Waschen des Stoffes wichtig. Baumwollstoffe laufen meist noch etwas ein. Außerdem wird dadurch die Appretur entfernt, die verhindert, dass Textil- oder Stoffmalfarbe gut aufgenommen wird. Beim Waschen unbedingt auf Weichspüler verzichten.

ANLEITUNG

1. Zeichne mit dem Sublimatstift mittig auf einem Stoffstück ein 10 cm x 10 cm großes Quadrat an und schreibe dann den gewünschten Spruch mit dem Sublimatstift in das Quadrat.

2. Wähle einen Spruch aus und erstelle frei Hand oder am Computer eine Vorlage (s. rechte Seite).

3. Schreibe den ausgewählten Spruch mit der Konturenfarbe direkt aus der Maltube nach und male auf dem vorgezeichneten Quadrat mit der Konturenfarbe vier Pfeile auf. Gut trocknen lassen.

4. Die Textilfarbe mit ein wenig Wasser mischen und gut verrühren. Für den feinen Batikeffekt die Farbe mit dem Malschwamm auf beide Stoffstücke auftupfen. Trocknen lassen, anschließend die Konturenfarbe und die Stoffmalfarbe gemäß Herstellerangaben mit dem Bügeleisen fixieren. Wasche den Stoff dann von Hand aus und bügele ihn trocken.

5. Schneide für die Quaste die Korkstoffstreifen an einer Längskante in Abständen von 2–3 mm ca. 2,5 cm tief ein. Klebe dann je ein Stück Baumwollgarn als Aufhänger an einem Ende der Korkstreifen an und rolle die Korkstreifen um den Baumwollfaden auf. Die Enden mit etwas Textilkleber sichern.

6. Lege die Stoffstücke links auf links aufeinander und nähe sie ringsum mit der Nähmaschine zusammen (in einem Abstand von ca. 1,5 cm zu den Pfeilen); dabei an einer Seite mittig ein Loch zum Befüllen lassen. Mit der Zickzack-Schere die Außenkanten 1 cm neben der Naht nachschneiden.

7. Bringe die vier Quasten an den Ecken an: Ziehe jeweils eine Holzperle auf den Baumwollfaden und fixiere die Quaste zwischen den Stofflagen mit ein paar Stichen in der Nähmaschinennaht.

8. Fülle zum Schluss die Kirschkerne ein und verschließe die Öffnung mit der Nähmaschine.

SPRUCH-VORLAGEN AM COMPUTER ENTWERFEN

Um deine kreativen Werke mit deinen Lieblingssprüchen zu versehen, kannst du die Vorlage dafür am Computer erstellen:

1. Miss genau aus, wie groß die Fläche ist, die mit dem Spruch gestaltet werden soll, und erstelle im Schreibprogramm des Computers eine entsprechend große Fläche. Das geht meist im Menü „Einfügen“ über die Funktion „Formen“.

2. Füge dann über das gleiche Menü ein Textfeld ein und gib dort den gewünschten Spruch ein. Formatiere das Textfeld mit der Funktion „Fülleffekt“, sodass es keine Füllung hat und du die darunter liegende Fläche aus Step 1 sehen kannst.

3. Formatiere nun den Text in der gewünschten Schrift und probiere aus, in welcher Schriftgröße der Spruch am besten in das Textfeld passt.

4. Jede Schrift hat eine andere Laufweite. Wenn du diese anpassen willst, damit der Text besser auf die Fläche passt, kannst du das meist im Start-Menü über die erweiterten Funktionen unter „Schriftart“ ändern. Durch „Skalieren“ werden die Buchstaben breiter oder schmaler, durch „Abstand“ verändert sich nur der Abstand zwischen den Buchstaben. Den Zeilenabstand kannst du im Start-Menü mit der Funktion „Absatz“ anpassen.

5. Zuletzt die Form aus Step 1 löschen und einen Probeausdruck machen. Wenn alles passt, kannst du nun den Ausdruck als Vorlage verwenden.

ZYKLUSNR.: ______ ZYKLUSTAG: ______ DATUM: ______________

Mein Vorsatz für heute

Das ist mir heute gut gelungen

\+ \+

– –

Heute hat mich emotional und mental beschäftigt

Körperliche Besonderheiten

Das hat mich heute alles beeinflusst

Meine heutige Stärke

Meine heutigen Glücksmomente

ZYKLUSNR.: ______ ZYKLUSTAG: ______ DATUM: ______________

Mein Vorsatz für heute

Das ist mir heute gut gelungen

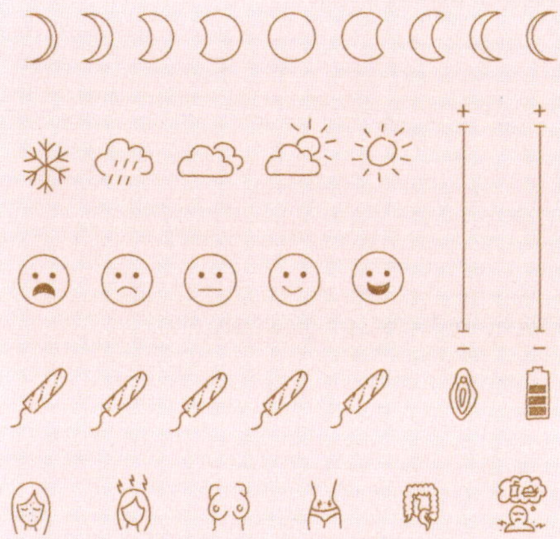

Heute hat mich emotional und mental beschäftigt

Körperliche Besonderheiten

Das hat mich heute alles beeinflusst

Meine heutige Stärke

Meine heutigen Glücksmomente

ZYKLUSNR.: ______ ZYKLUSTAG: ______ DATUM: ______________

Mein Vorsatz für heute

Das ist mir heute gut gelungen

Heute hat mich emotional und mental beschäftigt

Körperliche Besonderheiten

Das hat mich heute alles beeinflusst

Meine heutige Stärke

Meine heutigen Glücksmomente

ZYKLUSNR.: ______ ZYKLUSTAG: ______ DATUM: ______________

Mein Vorsatz für heute

Das ist mir heute gut gelungen

Heute hat mich emotional und mental beschäftigt

Körperliche Besonderheiten

Das hat mich heute alles beeinflusst

Meine heutige Stärke

Meine heutigen Glücksmomente

Rezept
INNERER FRÜHLING

TEEMISCHUNG "INNERER FRÜHLING"

ZUBEREITUNG

1. Mische Pfefferminze, Schafgarbe und Kamille im Verhältnis 1:1:1.

2. Mit sprudelnd heißem Wasser aufgießen und 5 Minuten ziehen lassen.

Diese Teemischung stärkt deinen Kreislauf und regt deine Leber an, den Hormonhaushalt ins Gleichgewicht zu bringen.

GUT ZU WISSEN

Unter hormoneller Verhütung hast du keinen natürlichen Zyklus. Statt nur ein paar Hormone zusätzlich einzunehmen, stoppt dein Körper die Eizellreifung. Du produzierst kaum noch körpereigenes Östrogen, und da es zu keinem Eisprung kommt, auch kein Progesteron. Das gilt übrigens auch für die Hormonspirale und den Hormonring. Deren Idee, nur lokal zu wirken, wird noch gerne erzählt. Doch konnte nachgewiesen werden, dass deren Hormone über das Blut bis ins Gehirn gelangen und dort den Zyklus stoppen.

do it yourself

INNERER FRÜHLING

YOGAKISSEN

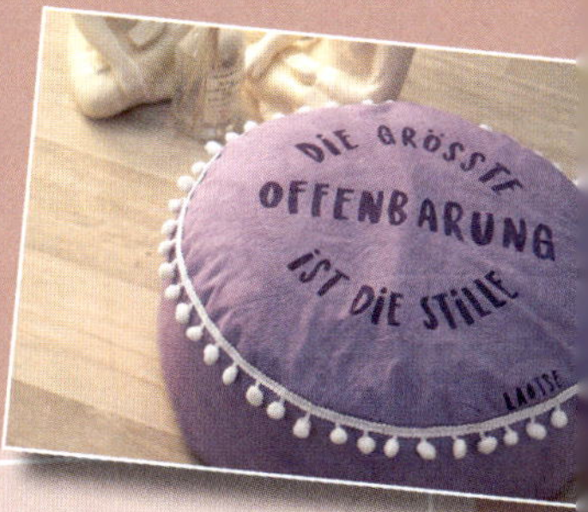

Neue Textilien solltet ihr immer erst waschen. Auch vor dem Nähen ist das Waschen des Stoffes wichtig. Baumwollstoffe laufen meist noch etwas ein. Außerdem wird dadurch die Appretur entfernt, die verhindert, dass Textil- oder Stoffmalfarbe gut aufgenommen wird. Beim Waschen unbedingt auf Weichspüler verzichten.

ANLEITUNG

1. Aus dem Baumwollstoff zwei Kreise mit ø 37 cm (inkl. Nahtzugabe) und einen 14 cm x 112 cm großen Streifen (inkl. Nahtzugabe) ausschneiden. Frei Hand oder am Computer einen Schriftzug gestalten (siehe Seite 251). Er sollte mühelos in einen Kreis mit maximal 35 cm Durchmesser passen.

2. Aus der Folie eine Negativ-Schablone anfertigen. Dazu den Schriftzug mit Klebefilm unter der Folie fixieren und die Buchstaben mit dem Cutter ausschneiden. Dabei am besten für jede Spruchzeile eine eigene Schablone aus Folie anfertigen, damit du den Spruch einfacher auf dem Stoff platzieren kannst.

3. Die Folienschablonen auf einem der Stoffkreise befestigen und die Buchstaben mit der Stoffmalfarbe ausstupfen. Nach Herstellerangaben trocknen lassen und anschließend fixieren.

4. Nun die Schmalseiten des Stoffstreifens rechts auf rechts aufeinander stecken und sie einmal mit 1 cm Nahtzugabe und zur Sicherheit noch einmal mit 8 mm Nahtzugabe zusammennähen, sodass ein Ring entsteht. Die Nahtzugabe der Schmalseiten mit Zickzackstich versäubern.

5. Den Ring rechts auf rechts um den beschrifteten Kreis stecken. Je einmal mit 1 cm und 8 mm Nahtzugabe aufnähen. Die Nahtzugaben mit Zickzackstich versäubern und in den Kreis bügeln.

6. Den Stoff auf rechts wenden. Das Pomponband entlang der Naht auf den Ring stecken. Die Enden einschlagen und feststecken. Das Pomponband aufnähen.

7. Schritt 5 mit dem zweiten Kreis wiederholen, dabei jedoch eine etwa 10 cm breite Wendeöffnung lassen.

MATERIAL

- ☑ Baumwollstoff in Lila, ca. 60 x 140 cm
- ☑ Pomponband in Weiß, ca. 115 cm lang
- ☑ Dinkelspelz, 1,5 kg
- ☑ Stoffmalfarbe in Lila
- ☑ Stupfpinsel
- ☑ selbstklebende Folie in Transparent, ca. 35 x 35 cm
- ☑ Cutter und Schneideunterlage
- ☑ Nähmaschine
- ☑ farblich passendes Nähgarn
- ☑ Stoffschere
- ☑ Klebefilm

8. Das Yogakissen auf rechts wenden und den Dinkelspelz einfüllen. Die Nahtzugaben entlang der Öffnung nach innen einschlagen und die Stoffkanten knappkantig aufeinander nähen, sodass die Öffnung geschlossen wird.

ZYKLUSNR.: ______ ZYKLUSTAG: ______ DATUM: ______________

Mein Vorsatz für heute

Das ist mir heute gut gelungen

Heute hat mich emotional und mental beschäftigt

Körperliche Besonderheiten

Das hat mich heute alles beeinflusst

Meine heutige Stärke

Meine heutigen Glücksmomente

ZYKLUSNR.: ______ ZYKLUSTAG: ______ DATUM: ______________

Mein Vorsatz für heute

Das ist mir heute gut gelungen

Heute hat mich emotional und mental beschäftigt

Körperliche Besonderheiten

Das hat mich heute alles beeinflusst

Meine heutige Stärke

Meine heutigen Glücksmomente

ZYKLUSNR.: ______ ZYKLUSTAG: ______ DATUM: ______________

Mein Vorsatz für heute

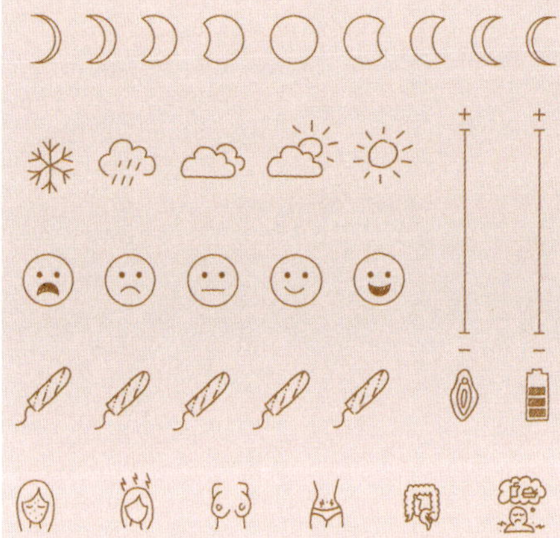

Das ist mir heute gut gelungen

Heute hat mich emotional und mental beschäftigt

Körperliche Besonderheiten

Das hat mich heute alles beeinflusst

Meine heutige Stärke

Meine heutigen Glücksmomente

ZYKLUSNR.: ______ ZYKLUSTAG: ______ DATUM: ______________

Mein Vorsatz für heute

Das ist mir heute gut gelungen

Heute hat mich emotional und mental beschäftigt

Körperliche Besonderheiten

Das hat mich heute alles beeinflusst

Meine heutige Stärke

Meine heutigen Glücksmomente

ZYKLUSNR.: ______ ZYKLUSTAG: ______ DATUM: ______________

Mein Vorsatz für heute

Das ist mir heute gut gelungen

Heute hat mich emotional und mental beschäftigt

Körperliche Besonderheiten

Das hat mich heute alles beeinflusst

Meine heutige Stärke

Meine heutigen Glücksmomente

ZYKLUSNR.: ______ ZYKLUSTAG: ______ DATUM: ______________

Mein Vorsatz für heute

Das ist mir heute gut gelungen

Heute hat mich emotional und mental beschäftigt

Körperliche Besonderheiten

Das hat mich heute alles beeinflusst

Meine heutige Stärke

Meine heutigen Glücksmomente

do it yourself

INNERER SOMMER

DEKORATIVER TISCHKRANZ

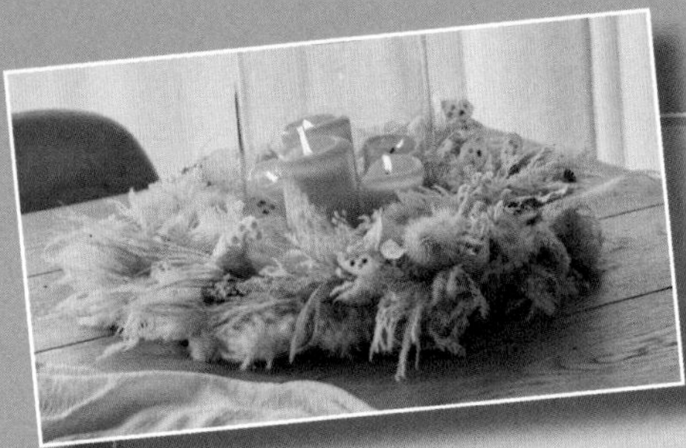

MATERIAL

- ☑ Strohkranz, ø 30–35 cm
- ☑ 4 Pampaspuschel
- ☑ Trockenblumen nach Belieben
- ☑ Pfauenfedern
- ☑ Golddraht bzw. Bindedraht
- ☑ Schere
- ☑ Haar- oder Konservierungsspray
- ☑ Glas, ø 20 cm, 25 cm hoch
- ☑ 4 Stumpenkerzen

ANLEITUNG

1. Die Pampaspuschel in viele kleinere Zweige schneiden. Hierbei dicht am Rand des Stiels abschneiden, sodass viele kleine Puschel entstehen, die weiterhin oben voluminös sind.

2. Die Trockenblumen portionieren und in die passende Größe zum Binden schneiden. Dabei eignet sich eine Länge von 10–15 cm gut. Zu kurze Teile (z. B. Sorghumhirse) kann man andrahten, indem man sie durch einen dicken Draht verlängert und sie so Halt zwischen den längeren Stielen finden.

3. Die Pampaspuschel und Trockenblumen-Sträußchen von innen nach außen um den Kranz legen und mit dem Draht umwickeln, bis der gesamte Kranz bedeckt ist.

4. Anschließend den Kranz mit Haar- oder Konservierungsspray fixieren.

5. Ein Glas in die Mitte des Kranzes stellen und mit Stumpenkerzen bestücken.

ZYKLUSNR.: ______ ZYKLUSTAG: ______ DATUM: ______________

Mein Vorsatz für heute

Das ist mir heute gut gelungen

\+

–

\+

–

Heute hat mich emotional und mental beschäftigt

Körperliche Besonderheiten

Das hat mich heute alles beeinflusst

Meine heutige Stärke

Meine heutigen Glücksmomente

ZYKLUSNR.: ______ ZYKLUSTAG: ______ DATUM: ______________

Mein Vorsatz für heute

Das ist mir heute gut gelungen

Heute hat mich emotional und mental beschäftigt

Körperliche Besonderheiten

Das hat mich heute alles beeinflusst

Meine heutige Stärke

Meine heutigen Glücksmomente

ZYKLUSNR.: ______ ZYKLUSTAG: ______ DATUM: ______________

Mein Vorsatz für heute

Das ist mir heute gut gelungen

Heute hat mich emotional und mental beschäftigt

Körperliche Besonderheiten

Das hat mich heute alles beeinflusst

Meine heutige Stärke

Meine heutigen Glücksmomente

Rezept
INNERER SOMMER

HAFER-PANNA-COTTA MIT HEIDELBEEREN

ZUTATEN

- ☑ 400 ml Kokosmilch oder pflanzliche Sahne
- ☑ 1 TL Zitronenabrieb
- ☑ 1,5 g Agar-Agar
- ☑ 50 g Zucker
- ☑ 100 g Heidelbeeren

Die Heidelbeeren in diesem himmlischen Nachtisch bereiten deinen Körper mit ihren Antioxidantien optimal auf die herausfordernde Zeit des inneren Herbstes und Winters vor.

ZUBEREITUNG

1. Kokosmilch, Zucker, Zitronenabrieb und Agar-Agar in einem Topf mit einem Schneebesen gut vermischen.

2. Frische Heidelbeeren waschen und dazu geben. Tiefgekühlte Früchte können direkt in den Topf gegeben werden.

3. Unter ständigem Rühren aufkochen und ca. 5 Minuten weiterköcheln lassen. In Portionsgläser umfüllen und mindestens 4 Stunden (besser über Nacht) abkühlen lassen.

4. Vor dem Servieren mit Sesam oder anderen Körnern und Saaten garnieren.

GUT ZU WISSEN Spermien können bis zu fünf Tage in deinem Körper überleben. Die meisten sterben aber innerhalb von drei Tagen ab. Wenn du einen Kinderwunsch hast, reicht es völlig aus, alle zwei bis drei Tage Geschlechtsverkehr zu haben. Wenn ihr mehr wollt, schadet das natürlich nicht. Am erfolgversprechendsten ist es, wenn du deinen Zervixschleim beobachtest: Hast du besonders viel Ausfluss und ist er weißlich oder transparent und fädenziehend wie rohes Eiweiß, stehst du wahrscheinlich kurz vor deinem Eisprung.

ZYKLUSNR.: ______ ZYKLUSTAG: ______ DATUM: ______________

Mein Vorsatz für heute

Das ist mir heute gut gelungen

Heute hat mich emotional und mental beschäftigt

Körperliche Besonderheiten

Das hat mich heute alles beeinflusst

Meine heutige Stärke

Meine heutigen Glücksmomente

ZYKLUSNR.: ______ ZYKLUSTAG: ______ DATUM: ______________

Mein Vorsatz für heute

Das ist mir heute gut gelungen

Heute hat mich emotional und mental beschäftigt

Körperliche Besonderheiten

Das hat mich heute alles beeinflusst

Meine heutige Stärke

Meine heutigen Glücksmomente

ZYKLUSNR.: ______ ZYKLUSTAG: ______ DATUM: ______________

Mein Vorsatz für heute

Das ist mir heute gut gelungen

Heute hat mich emotional und mental beschäftigt

Körperliche Besonderheiten

Das hat mich heute alles beeinflusst

Meine heutige Stärke

Meine heutigen Glücksmomente

ZYKLUSNR.: ______ ZYKLUSTAG: ______ DATUM: ______________

Mein Vorsatz für heute

Das ist mir heute gut gelungen

Heute hat mich emotional und mental beschäftigt

Körperliche Besonderheiten

Das hat mich heute alles beeinflusst

Meine heutige Stärke

Meine heutigen Glücksmomente

ZYKLUSNR.: ______ ZYKLUSTAG: ______ DATUM: ______________

Mein Vorsatz für heute

Das ist mir heute gut gelungen

Heute hat mich emotional und mental beschäftigt

Körperliche Besonderheiten

Das hat mich heute alles beeinflusst

Meine heutige Stärke

Meine heutigen Glücksmomente

Rezept
INNERER HERBST

GRÜNKOHLCHIPS

ZUTATEN

- ☑ 400g Grünkohl
- ☑ 3 EL Olivenöl
- ☑ Salz
- ☑ Gewürze (wie Ingwerpulver, Zitronenabrieb, Zwiebeln, Knoblauch, Chili, Paprika)

ZUBEREITUNG

1. Grünkohl waschen, Stiel entfernen, klein zupfen und trocken tupfen. Backofen auf 150°C (130°C Umluft) vorheizen.

2. Grünkohl mit Olivenöl, Salz und, wer will, mit weiteren Gewürzen (wie Ingwerpulver, Zitronenabrieb, Zwiebeln, Knoblauch, Chili, Paprika) vermischen.

3. Auf mehreren Blechen mit Backpapier so verteilen, dass sich die Stücke kaum berühren. Für ca. 15 min im Backofen knusprig backen. Dabei ab und zu die Ofentür öffnen, um die Feuchtigkeit herauszulassen.

GUT ZU WISSEN Ab dem Eisprung sind deine Körpertemperatur und dein Puls erhöht. Dadurch sind deine Nerven schneller erregbar. Wenn du mit innerer Unruhe oder Panikattacken kämpfst, kann das bedeuten, häufiger und intensivere Symptome zu erleben. Wer unter Epilepsie leidet, profitiert dagegen von dieser Zeit, denn Progesteron wirkt anfallshemmend. Auch Psychotherapie wirkt je nach Zyklusphase unterschiedlich gut. Also anstatt das nächste Mal alle Bemühungen infrage zu stellen: Warte ein, zwei Wochen ab.

ZYKLUSNR.: ______ ZYKLUSTAG: ______ DATUM: ______________

Mein Vorsatz für heute

Das ist mir heute gut gelungen

Heute hat mich emotional und mental beschäftigt

Körperliche Besonderheiten

Das hat mich heute alles beeinflusst

Meine heutige Stärke

Meine heutigen Glücksmomente

ZYKLUSNR.: ______ ZYKLUSTAG: ______ DATUM: ______________

Mein Vorsatz für heute

Das ist mir heute gut gelungen

Heute hat mich emotional und mental beschäftigt

Körperliche Besonderheiten

Das hat mich heute alles beeinflusst

Meine heutige Stärke

Meine heutigen Glücksmomente

ZYKLUSNR.: ______ ZYKLUSTAG: ______ DATUM: ______________

Mein Vorsatz für heute

Das ist mir heute gut gelungen

+ +

– –

Heute hat mich emotional und mental beschäftigt

Körperliche Besonderheiten

Das hat mich heute alles beeinflusst

Meine heutige Stärke

Meine heutigen Glücksmomente

ZYKLUSNR.: ______ ZYKLUSTAG: ______ DATUM: ______________

Mein Vorsatz für heute

Das ist mir heute gut gelungen

Heute hat mich emotional und mental beschäftigt

Körperliche Besonderheiten

Das hat mich heute alles beeinflusst

Meine heutige Stärke

Meine heutigen Glücksmomente

ZYKLUSNR.: ______ ZYKLUSTAG: ______ DATUM: ______________

Mein Vorsatz für heute

Das ist mir heute gut gelungen

Heute hat mich emotional und mental beschäftigt

Körperliche Besonderheiten

Das hat mich heute alles beeinflusst

Meine heutige Stärke

Meine heutigen Glücksmomente

do it yourself
INNERER HERBST

MAKRAMEE-TASCHE

MATERIAL

- ☑ 40 Baumwollfäden in Altrosa, gezwirnt, ø 4 mm, 2,5 m lang
- ☑ 5 Baumwollfäden in Altrosa, gezwirnt, ø 4 mm, 40 cm lang
- ☑ Schere
- ☑ 2 Bambusgriffe, ø 17 cm

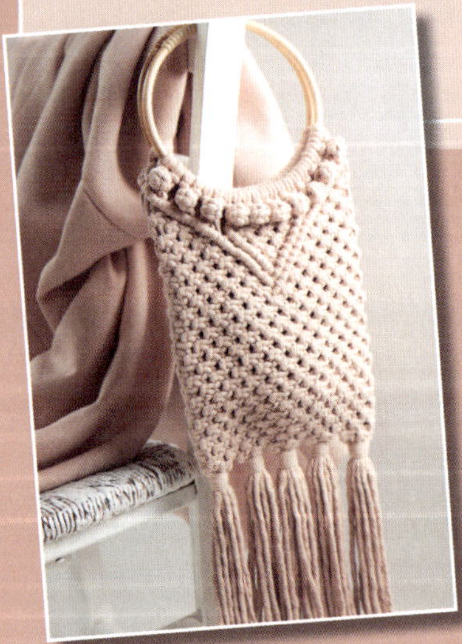

ANLEITUNG

1. Befestige je 20 Baumwollfäden anhand des Ankerknotens an den Bambusgriffen.

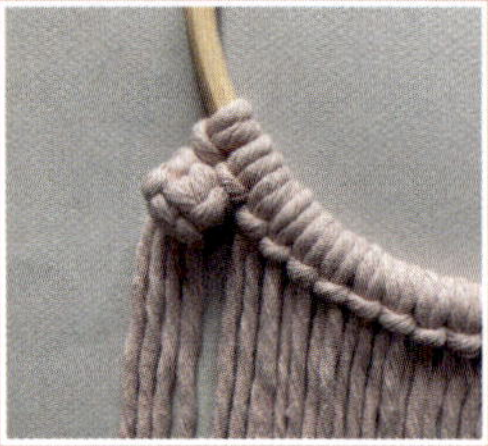

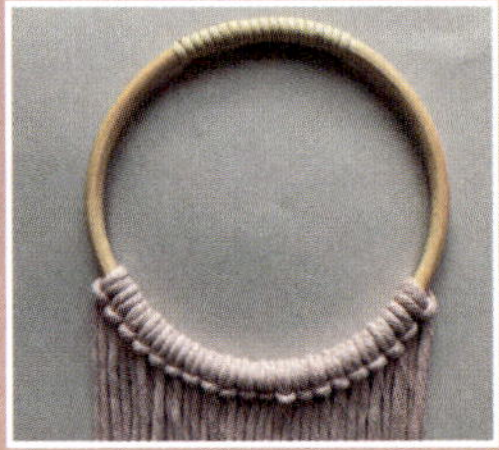

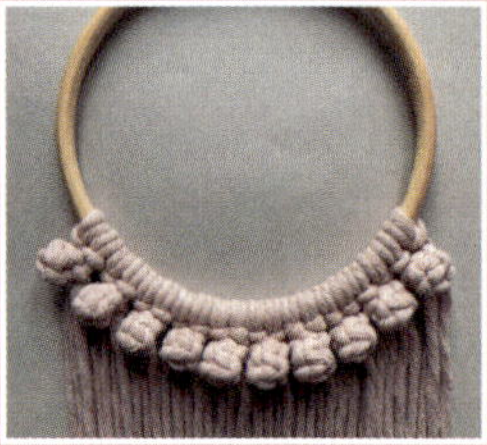

2. Knüpfe 1 Reihe aus 10 Beerenknoten. 1 Beerenknoten besteht dabei aus 3 Kreuzknoten.

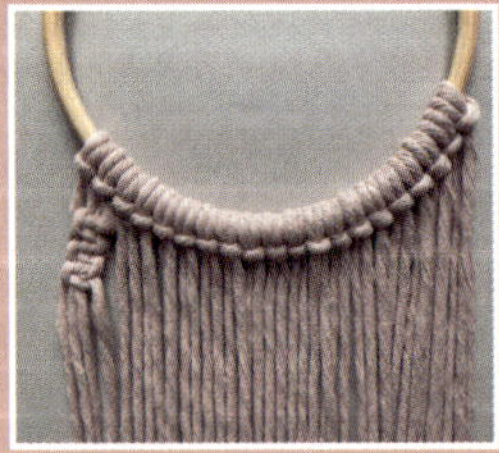

3. Nun folgen mittig 3 nebeneinander geknotete Kreuzknoten unterhalb der Beerenknoten. Lasse hierbei auf beiden Seiten 3 Beerenknoten aus.

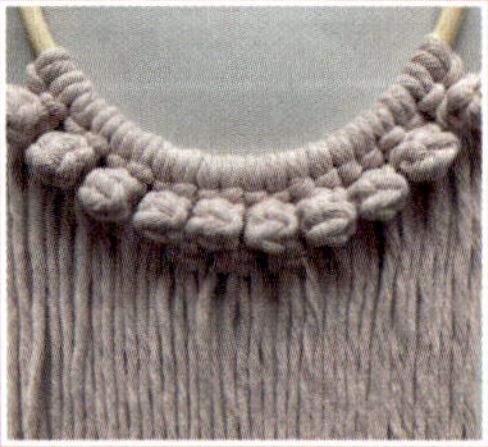

4. Knote zwischen die Kreuzknoten 2 weitere versetzte Kreuzknoten. 1 letzter Kreuzknoten folgt in der Mitte.

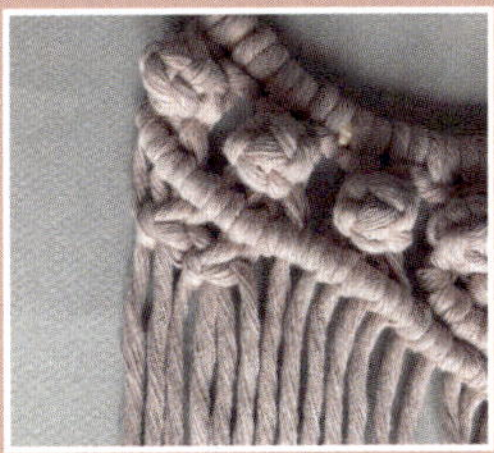

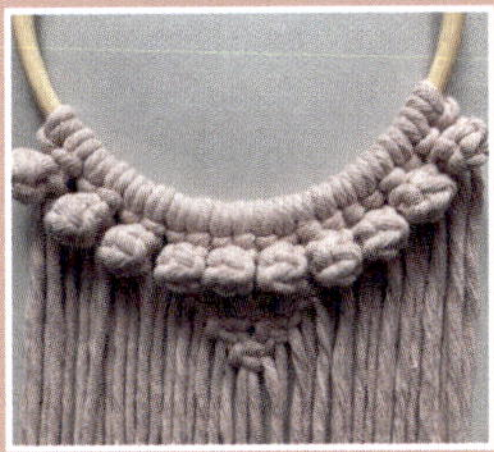

5. Nimm die beiden seitlichen Stränge des 1. Kreuzknotens und knüpfe schräg zur Mitte 1 Reihe Rippenknoten.

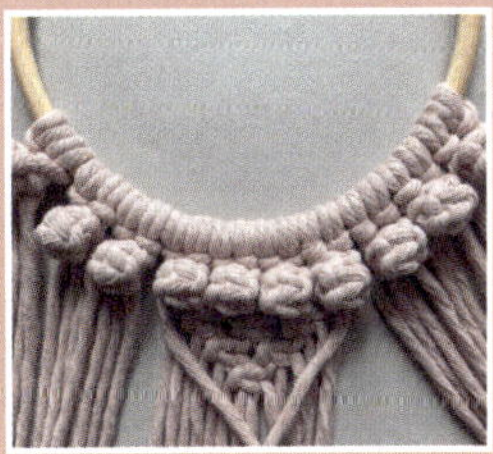

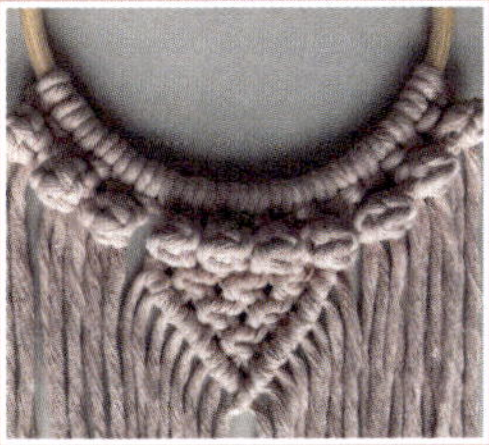

6. Nun werden mit den äußeren Fäden des 1. Beerenknotens ebenfalls bis zur Mitte Rippenknoten geknotet. Schließe die Reihe mit 1 Rippenknoten mittig ab.

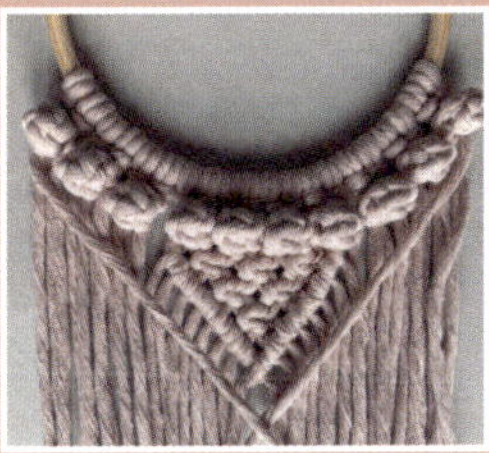

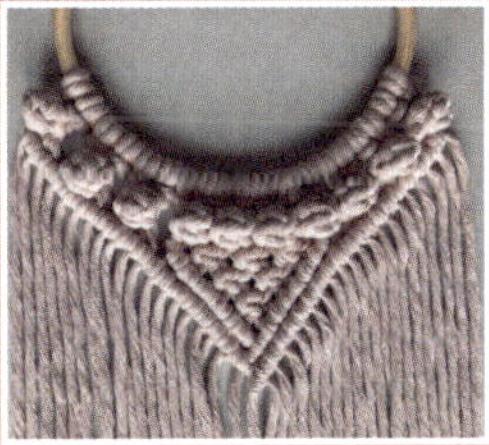

7. Aus den 4 seitlichen Fäden knotest du nun 1 Kreuzknoten. Achte darauf, dass dieser gerade ist und nicht an den Rippenknoten anliegt.

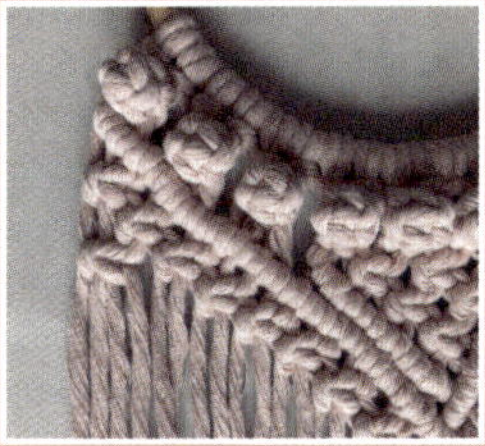

8. Lasse nun die beiden linken Fäden frei und knote aus den nächstliegenden 4 Fäden 1 weiteren Kreuzknoten.

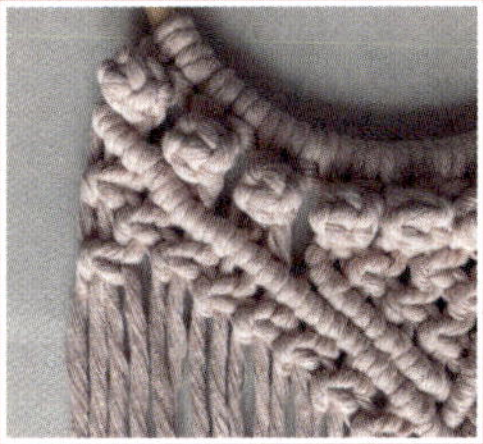

9. Wiederhole diesen Schritt, bis du auf beiden Seiten je 9 Kreuzknoten hast. Mittig folgt 1 weiterer Kreuzknoten.

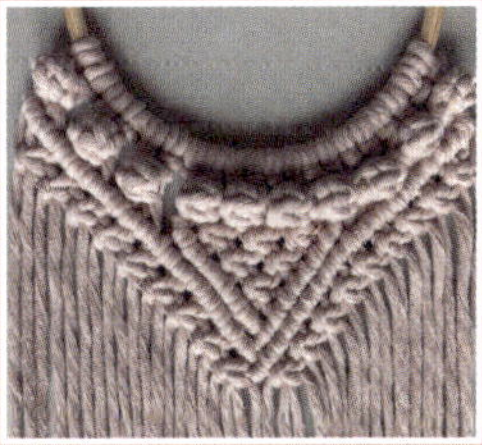

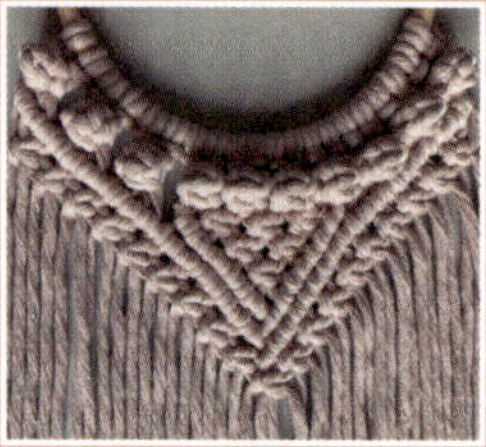

10. Anschließend knotest du 5 Reihen lang die Kreuzknoten versetzt.

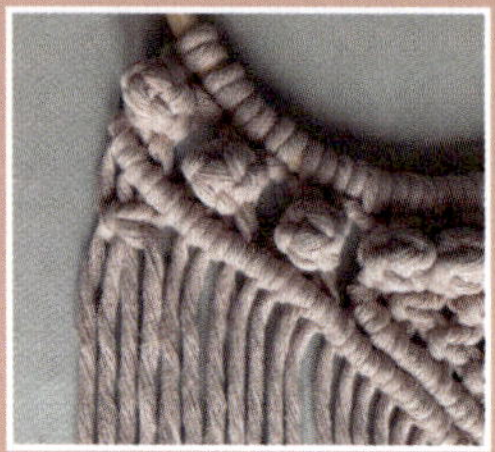

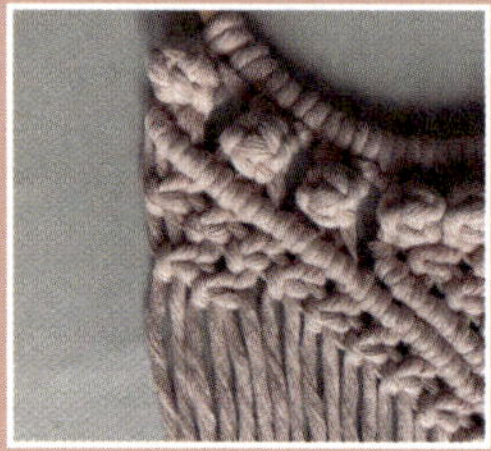

11. Verbinde die beiden Seiten der Tasche mit 1 Kreuzknoten.

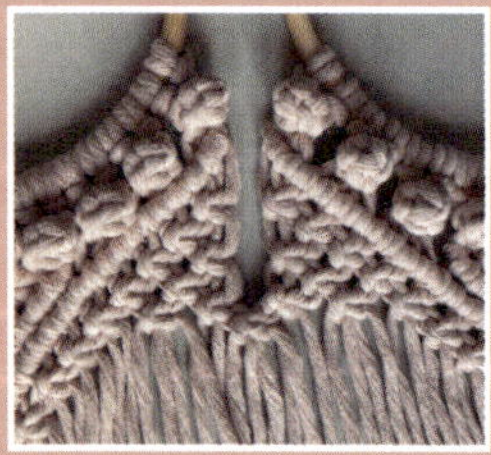

12. Die offenen Stellen werden nun mit weiteren Kreuzknoten vollendet.

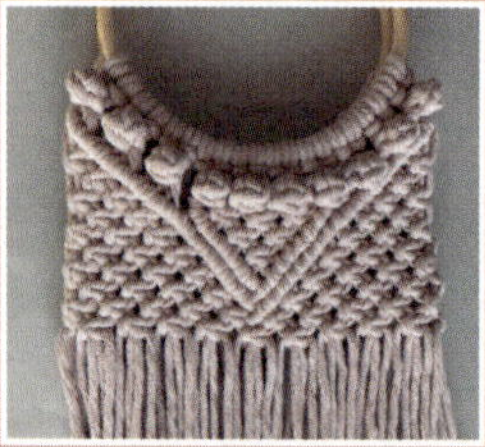

13. Insgesamt knüpfst du 16 Reihen versetzter Kreuzknoten.

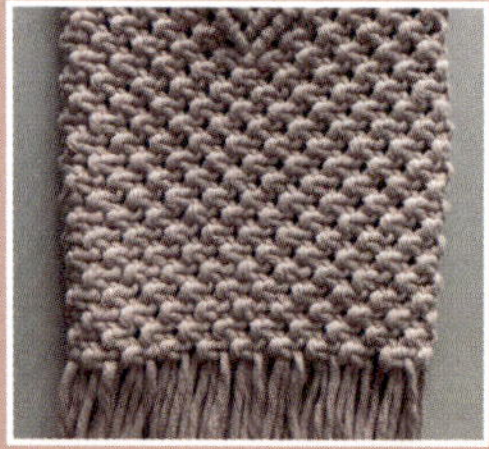

14. Verbinde die gegenüberliegenden 4 Kreuzknoten mit 1 Wickelknoten. Wiederhole diesen Schritt, bis du insgesamt 5 Wickelknoten befestigt hast.

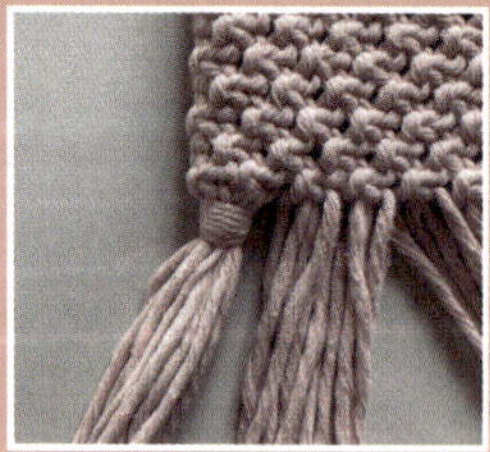

15. Schneide die Enden gleichmäßig ab.

Die Anleitung zum Kreuzknoten, Ankerknoten und Wickelknoten findest du auf Seite 33.

BEEREN-KNOTEN

Der Beerenknoten ist ein echter Hingucker. Seinen Namen verdankt er seiner runden Form, die aussieht wie eine hängende Beere.

1. Knote 3 Kreuzknoten untereinander, lasse hierbei einen Abstand von 1 cm zum Ankerknoten.

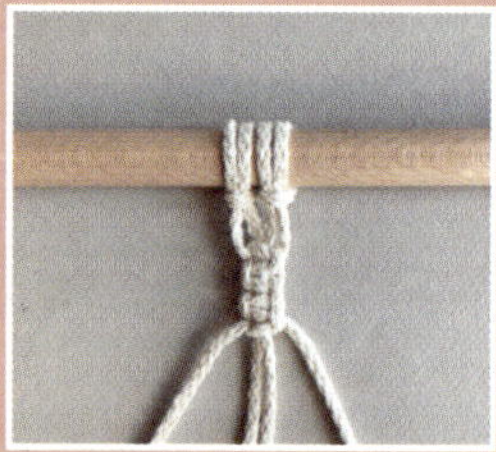

2. Nimm nun die beiden Trägerfäden (Fäden in der Mitte) und führe die Enden von oben durch die Mitte der 1 cm großen Lücke.

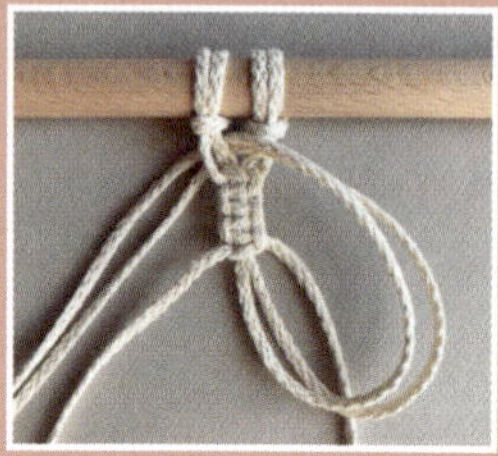

3. Ziehe die Fäden nach hinten durch und lege sie wieder mittig vor dich. Die Kreuzknoten rollen sich hierbei zu einer Beere zusammen.

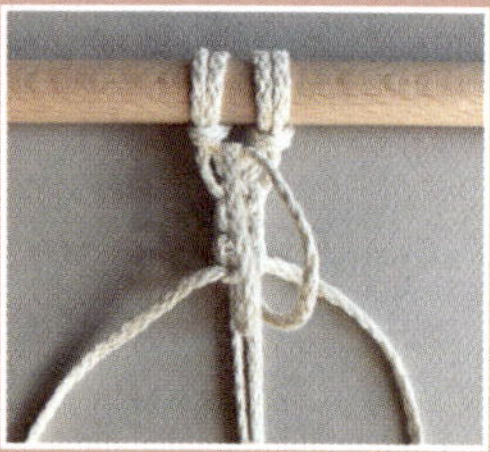

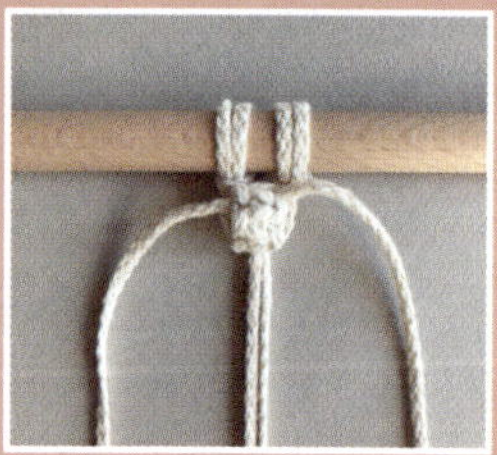

4. Knote erneut einen Kreuzknoten, um den Beerenknoten zu befestigen.

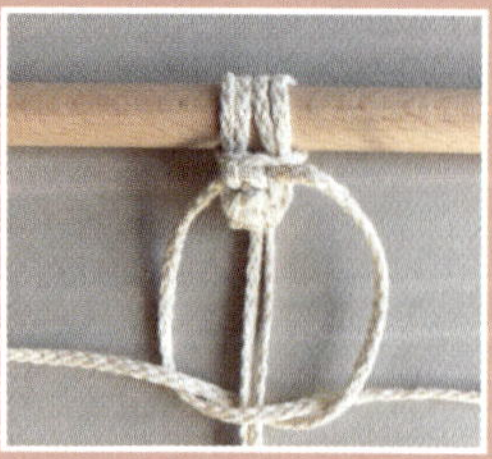

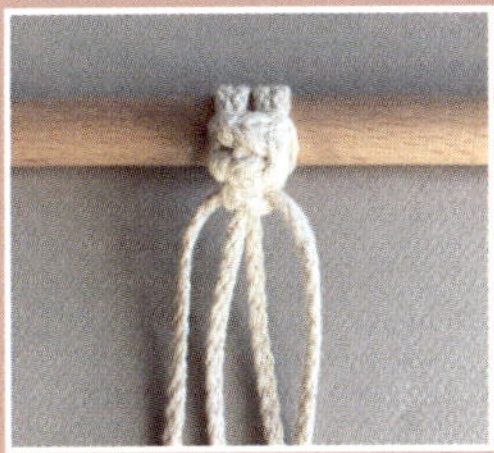

RIPPEN-KNOTEN

Der Rippenknoten kann schräg nach unten und waagerecht geknotet werden. Hierbei werden mehrere Arbeitsfäden mit jeweils 2 halben Schlägen um den Trägerfaden geknotet.

1. Nimm den linken äußeren Faden und lege ihn schräg nach unten zur Mitte, dies ist der Trägerfaden.

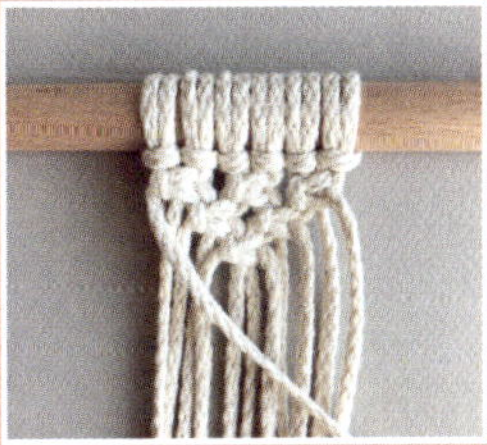

2. Greife den zweiten Faden von links (Arbeitsfaden) und schlage ihn von vorne um den Trägerfaden herum, sodass eine Schlaufe entsteht. Ziehe dann von hinten nach vorne den Arbeitsfaden durch die Schlaufe. Nun ziehst du den Arbeitsfaden fest. Wiederhole diesen Schritt mit dem gleichen Arbeitsfaden.

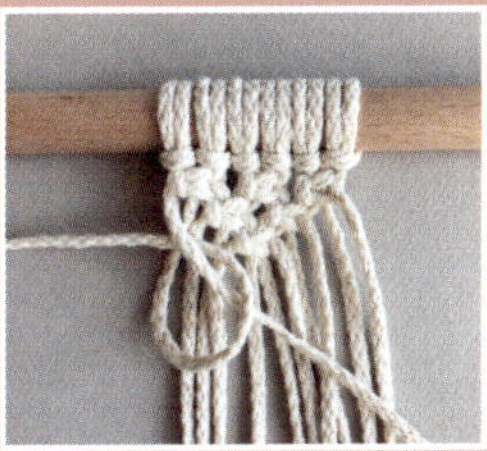

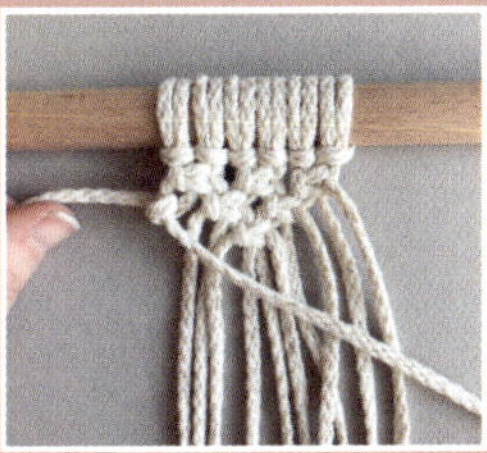

3. Anschließend kannst du den nächsten Arbeitsfaden nehmen und den 2. Schritt wiederholen. Fahre so mit der gesamten linken Reihe fort.

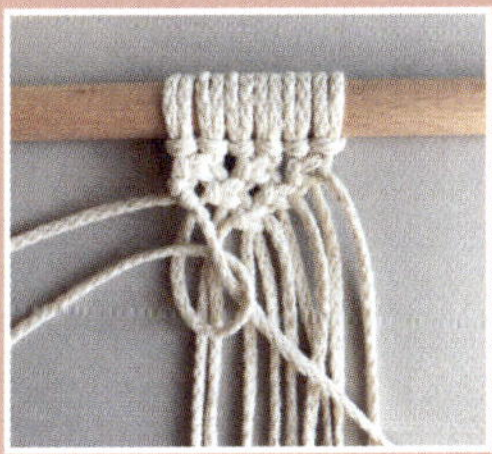

4. Um auf der rechten Seite Rippenknoten zu knüpfen, nimmst du den äußeren rechten Faden als Trägerfaden.

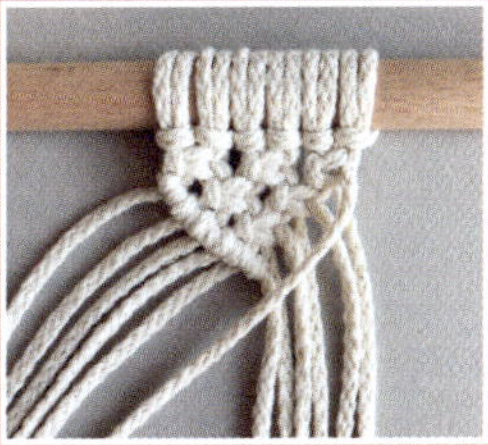

5. Der zweite Faden dient als Arbeitsfaden und wird um den Trägerfaden herum gewickelt.

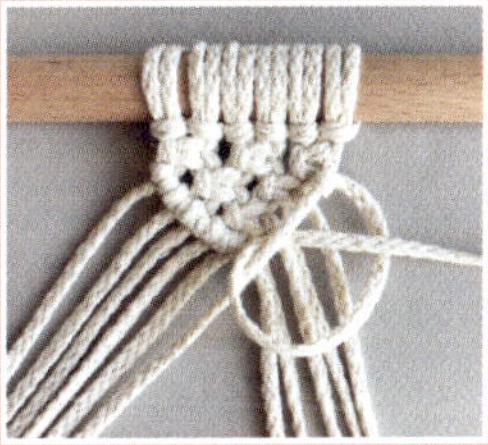

6. Schritt 5 wiederholst du ebenfalls mit der gesamten rechten Reihe.

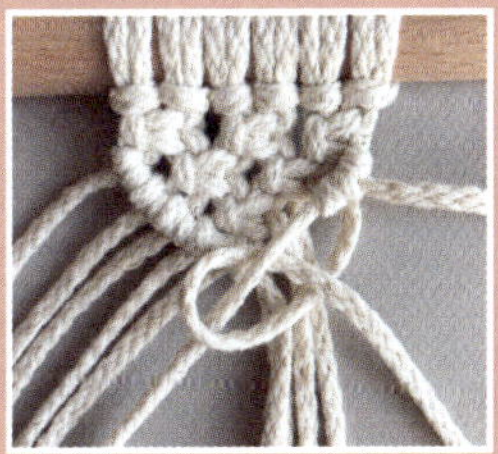

7. Die Mitte der beiden Seiten kannst du mit einem weiteren Rippenknoten schließen. Hierbei spielt es keine Rolle, ob der Knoten auf der linken oder rechten Seite geknüpft wird.

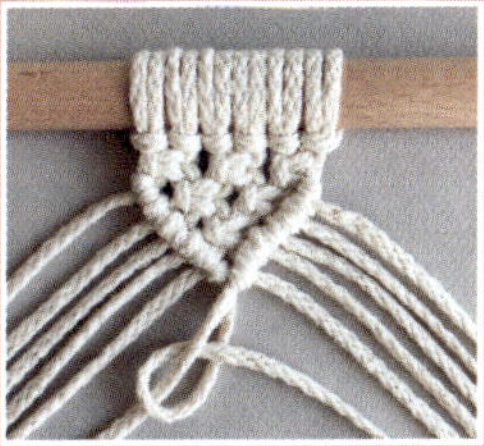

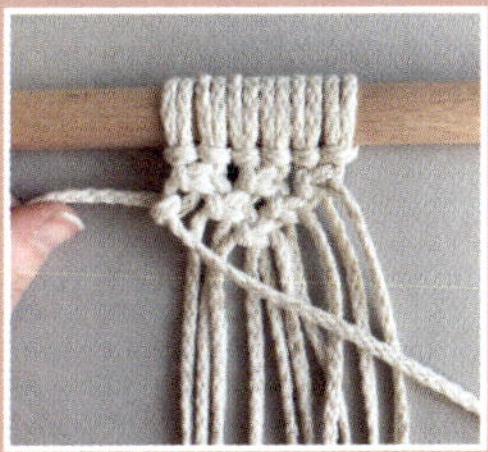

ZYKLUSNR.: ______ ZYKLUSTAG: ______ DATUM: ______________

Mein Vorsatz für heute

Das ist mir heute gut gelungen

Heute hat mich emotional und mental beschäftigt

Körperliche Besonderheiten

Das hat mich heute alles beeinflusst

Meine heutige Stärke

Meine heutigen Glücksmomente

ZYKLUSNR.: ______ ZYKLUSTAG: ______ DATUM: ______________

Mein Vorsatz für heute

Das ist mir heute gut gelungen

+

–

+

–

Heute hat mich emotional und mental beschäftigt

Körperliche Besonderheiten

Das hat mich heute alles beeinflusst

Meine heutige Stärke

Meine heutigen Glücksmomente

ZYKLUSNR.: ______ ZYKLUSTAG: ______ DATUM: ______

Mein Vorsatz für heute

Das ist mir heute gut gelungen

Heute hat mich emotional und mental beschäftigt

Körperliche Besonderheiten

Das hat mich heute alles beeinflusst

Meine heutige Stärke

Meine heutigen Glücksmomente

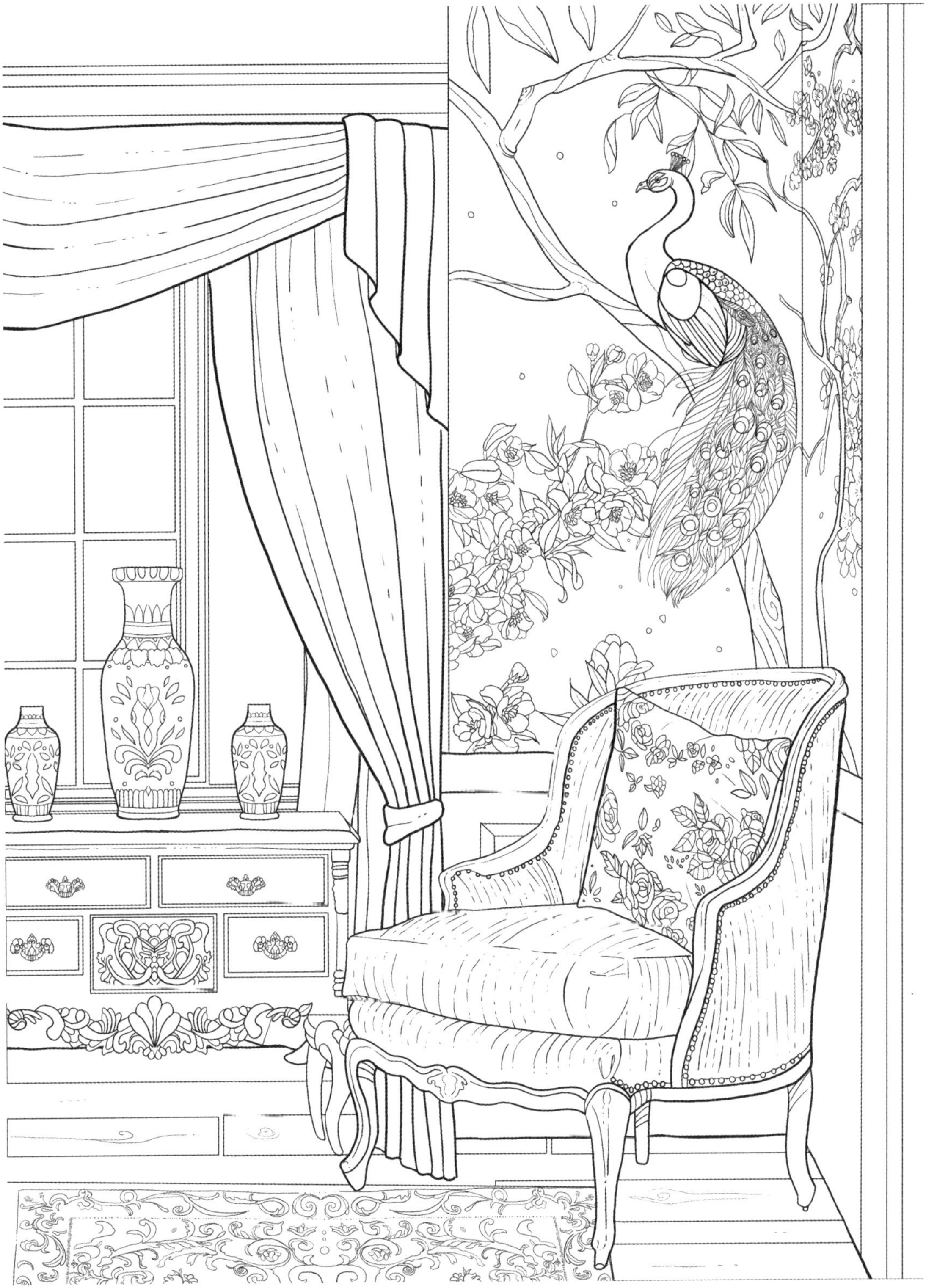

ZYKLUS-NR.: ______

ZYKLUS-ÜBERSICHT

DATUM: ______

Zyklustag	1	2	3	4	5	6	7	8	9	10	11	12	13	14	15	16	17	18	19	20	21	22	23	24	25	26	27	28	29	30	31
Mond																															
Wetter																															
Blutung																															
Energie																															
Libido																															
Stimmung																															
Schlaf																															
Arbeit																															
Bewegung																															
Haut																															
Kopfweh																															
Brüste																															
Unterleib																															
Verdauung																															

Fazit
ZYKLUS 6

Was mir in diesem Zyklus aufgefallen ist

Was mir in diesem Zyklus gelungen ist

Was mich diesen Zyklus negativ beeinflusst hat und was ich zukünftig vermeiden werde

Was mir diesen Zyklus gutgetan hat und was ich öfters machen werde

Beobachtungen meiner Mitmenschen

Fazit für diesen Zyklus

NICHT WER BERGE VERSETZEN WILL, SONDERN WER STEINE INS ROLLEN BRINGT, VERÄNDERT DIE WELT.

Sei stolz auf dich! Du hast Durchhaltevermögen gezeigt und dich und deinen Körper sechs Zyklen lang beobachtet. Das dabei gewonnene Verständnis über dich selbst wird dich noch viele Jahre begleiten und dein Leben leichter machen. Hier kannst du deine Erkenntnisse der letzten Monate noch einmal zusammenfassen, damit du das Wichtigste immer im Blick hast.

Zyklus-Nr.	Datum Zyklusstart	Periodenlänge	Gesundheit	Zykluslänge

INNERER FRÜHLING

Was mir jetzt gut tut:

____

Was ich jetzt besser bleiben lasse:

____

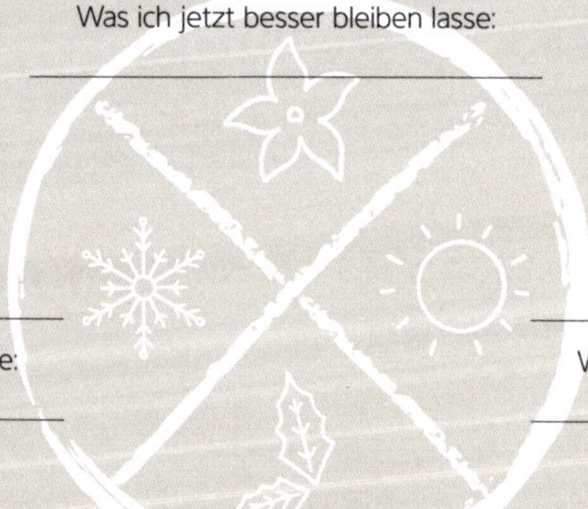

INNERER WINTER

Was mir jetzt gut tut:

____

Was ich jetzt besser bleiben lasse:

____

INNERER SOMMER

Was mir jetzt gut tut:

____

Was ich jetzt besser bleiben lasse:

____

INNERER HERBST

Was mir jetzt gut tut:

____

Was ich jetzt besser bleiben lasse:

____

Fazit

DATUM: ____________________

Was ich durch dieses Journal über mich und meinen Zyklus gelernt habe

Was ich auch nach diesem Journal beibehalten werde

Was mich davon abgehalten hat, mich noch mehr um mich selbst zu kümmern

Wie ich zukünftig dafür sorgen kann, mehr für mich zu tun

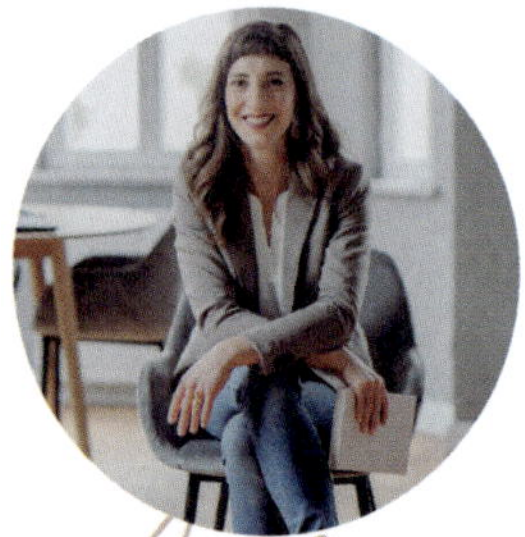

Autorin

ANNE LIPPOLD

Für viele Frauen ist es einmal im Monat unangenehm, eine Frau zu sein. Regelschmerzen, Stimmungsschwankungen und PMS sind häufig: Ca. 80 % aller Frauen in Deutschland leiden unter Menstruationsbeschwerden.

Auch Anne Lippold war eine dieser Frauen. Ab der Pubertät litt sie unter Regelschmerzen, Kreislaufproblemen und starkem Blutverlust. Jeder Versuch, Hilfe zu bekommen, endete mit den gleichen zwei Optionen: Schmerztabletten oder die Antibabypille. Mehrere Ärzte erklärten ihr sogar, dass Regelschmerzen zum Frausein dazu gehören würden. Also biss sie 15 Jahre ihres Lebens einmal pro Monat die Zähne zusammen, bis ihr bewusst wurde, dass Menstruationsbeschwerden biologisch keinen Sinn ergeben.

Menstruationsbeschwerden sind nicht normal

Nach der Geburt ihres ersten Kindes bekam Anne Lippold zeitnah ihre Periode und ihre Regelschmerzen zurück – so heftig, dass sie sich nicht um ihr Baby kümmern konnte. Während sie mit dem Muttersein den biologischen Sinn des Frauseins erfüllte, hielt ein anderer biologischer Prozess sie genau davon ab. „Das kann doch nicht Sinn der Natur sein?!", dachte sie sich und fing an zu recherchieren: zum Menstruationszyklus, zu Hormonen und zur Schmerztherapie. Dabei wurde ihr bewusst: Menstruationsbeschwerden sind in Industrieländern zwar häufig, das macht sie aber noch lange nicht normal.

In einigen Ländern gilt der Menstruationszyklus sogar offiziell als fünftes Vitalzeichen: Neben Herztätigkeit, Atmung, Bewusstsein und Körpertemperatur dient der weibliche Zyklus dazu, Lebensfähigkeit und Gesundheit zu beurteilen.

Innerhalb von drei Monaten war Anne Lippold schmerzfrei und ist es bis heute. Seitdem hat sie sich zu einer der ersten und inzwischen führenden Zyklusexpertinnen Deutschlands für PMS und Menstruationsbeschwerden entwickelt. Auf Fraulichkeit.de bietet sie Coachingprogramme, Onlinekurse und Bücher an, in denen sie Frauen die nötigen Werkzeuge an die Hand gibt, ihren individuellen Weg zu beschwerdefreien Perioden und sorgenfreien Zyklen zu gehen. Inzwischen hat sie über 10.000 Frauen zu entspannteren Zyklen verholfen und zahlreiche Unternehmen zu zyklusfreundlichen Lebensund Arbeitsbedingungen beraten.

Mit Annes 3-Stufen-Methode ist auch für dich ein beschwerdefreier Zyklus möglich. Damit verfolgt sie einen neuen und präventiven Ansatz, Menstruationsbeschwerden vorzubeugen, statt nur zu behandeln:

> Stufe 1 „Lindern": Nimm deine Beschwerden ernst und finde heraus, was bei dir Symptome wirklich lindert.

Genauso wie Zahnschmerzen sind Regelschmerzen ein wichtiges Signal deines Körpers. Schalte es nicht mit Schmerztabletten stumm, sondern bringe deinen Körper dazu, es nicht mehr zu senden.

> Stufe 2 „Vorbeugen": Beseitige die Ursachen deiner Menstruationsbeschwerden, indem du deine persönliche Stellschraube findest.

Du wartest auch nicht auf Zahnschmerzen, sondern putzt dir täglich die Zähne, um ihnen vorzubeugen.

> Stufe 3: Etabliere kurze, aber regelmäßige Routinen für deine Zyklusgesundheit. Zähneputzen ist ein fester Teil deiner Morgen- und Abendroutinen, weshalb du kaum noch darüber nachdenkst.

So darf es auch bei deiner Zykluspflege sein. Wenn du deine Zyklusgesundheit verbessern möchtest, um endlich nicht mehr von deinem Zyklus ausgebremst zu werden und wieder mehr Lebensqualität zu genießen, hol dir die kostenlosen Boni zum Zyklus-Journal und Gratis-Tipps gegen Regelschmerzen auf *www.fraulichkeit.de/journal*

BUCHEMPFEHLUNGEN

FÜR DICH

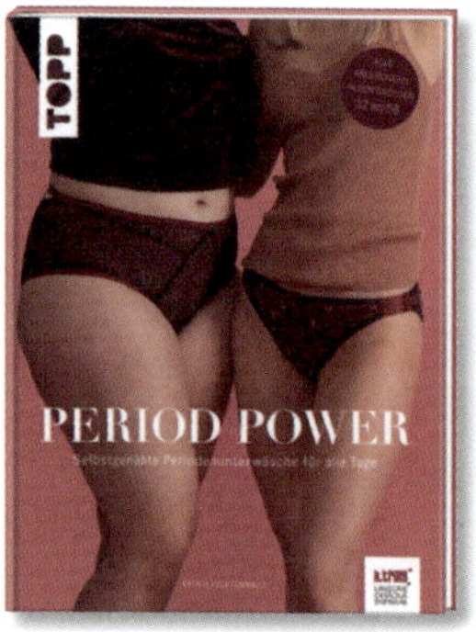

ISBN 978-3-7358-7082-7

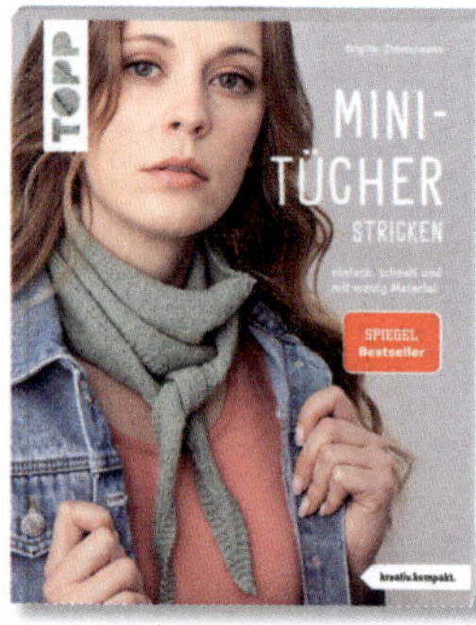

ISBN 978-3-7358-7065-0

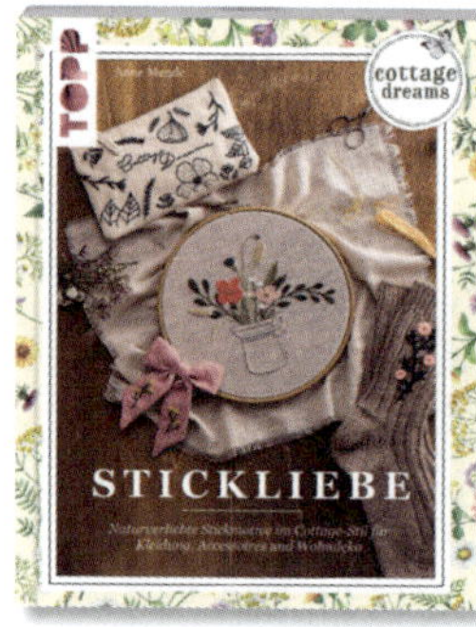

ISBN 978-3-7724-6857-5

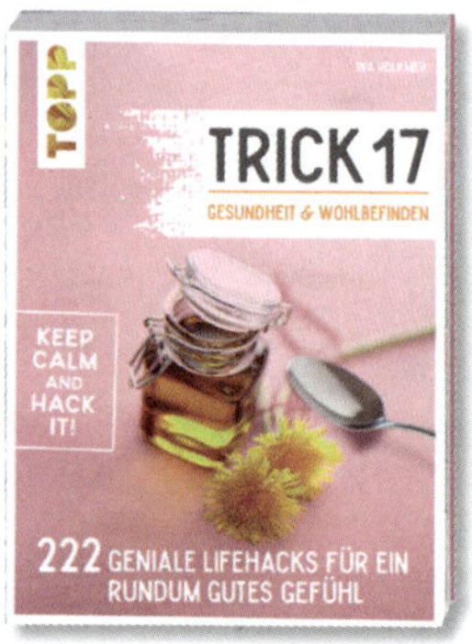

ISBN 978-3-7724-4495-1

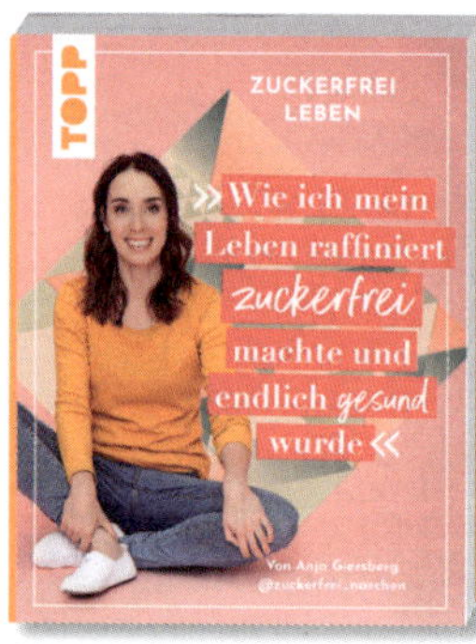

ISBN 978-3-7358-5107-9

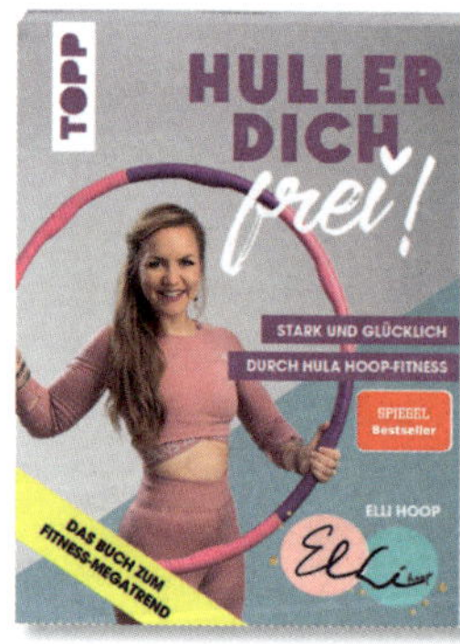

ISBN 978-3-7724-4554-5

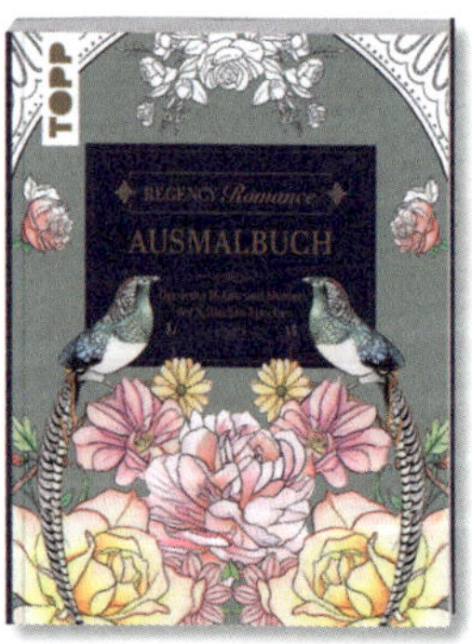

ISBN 978-3-7358-8003-1

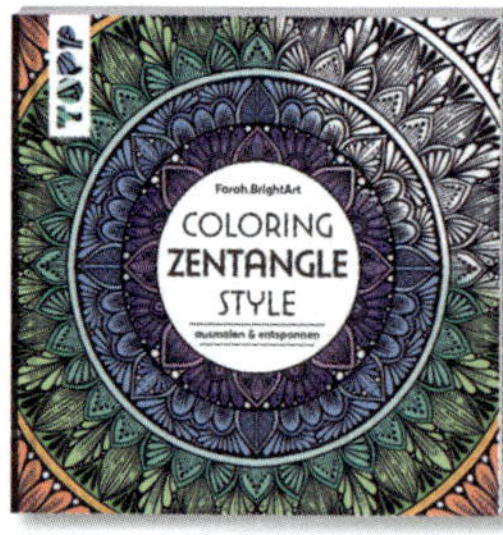

ISBN 978-3-7358-8017-8

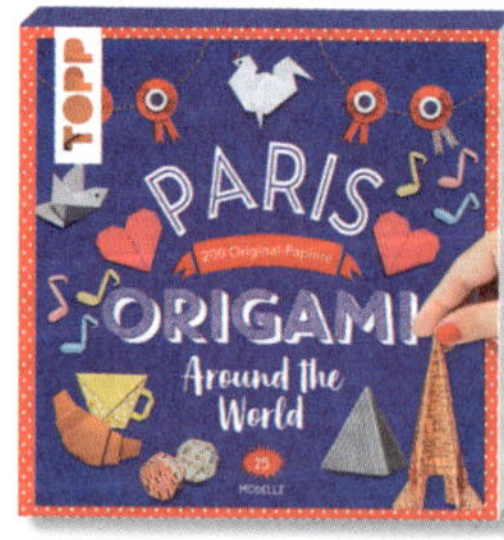

ISBN 978-3-7358-5157-4

NOCH MEHR KREATIV-BÜCHER ZUM GLEICHEN THEMA GESUCHT?

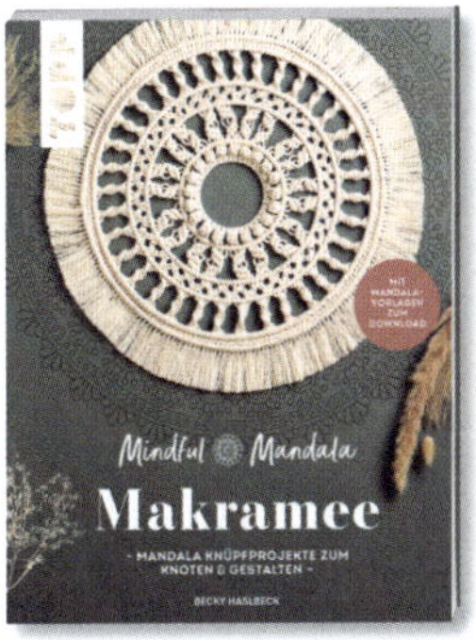

ISBN 978-3-7358-5186-4

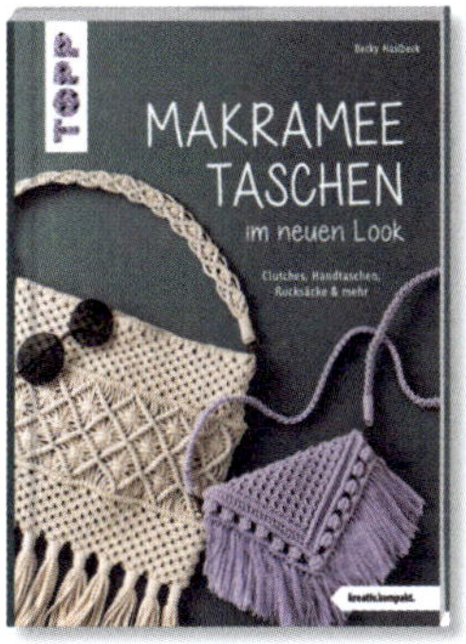

ISBN 978-3-7358-5026-3

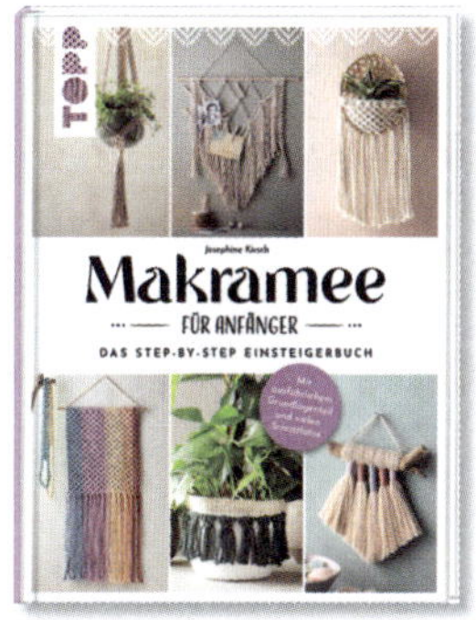

ISBN 978-3-7358-5119-2

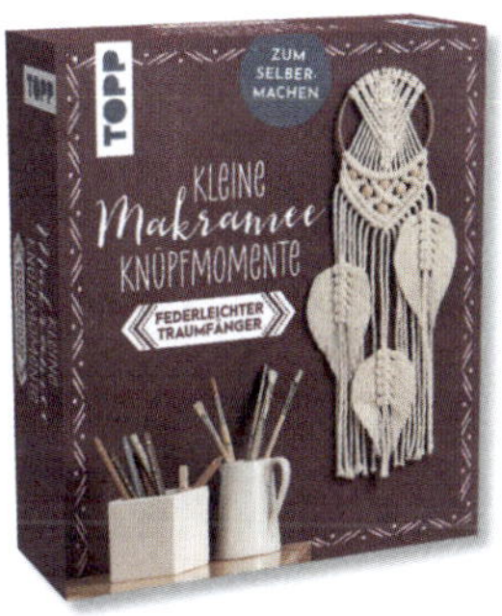

ISBN 18422

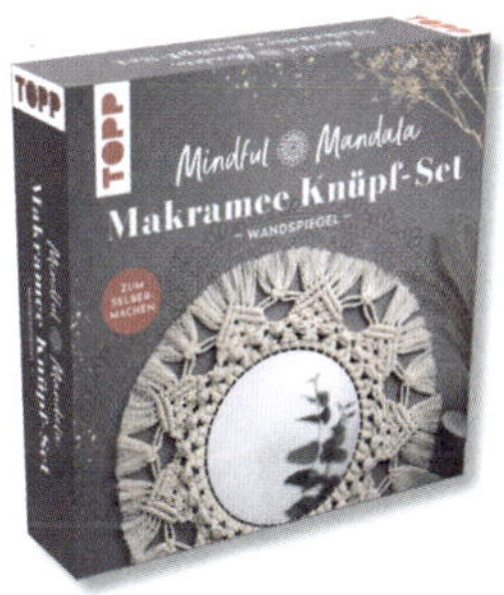

ISBN 18455

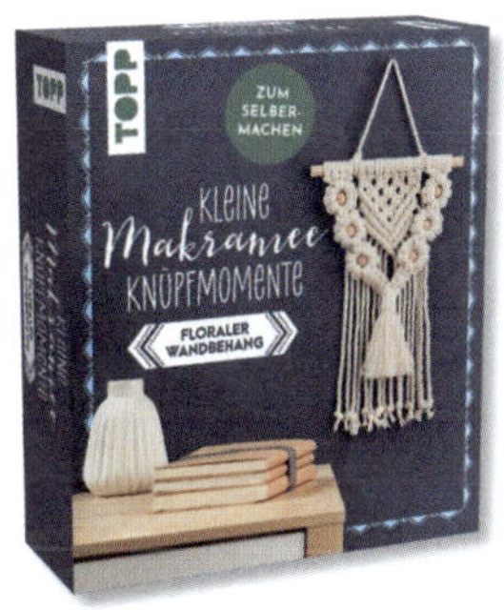

ISBN 18421

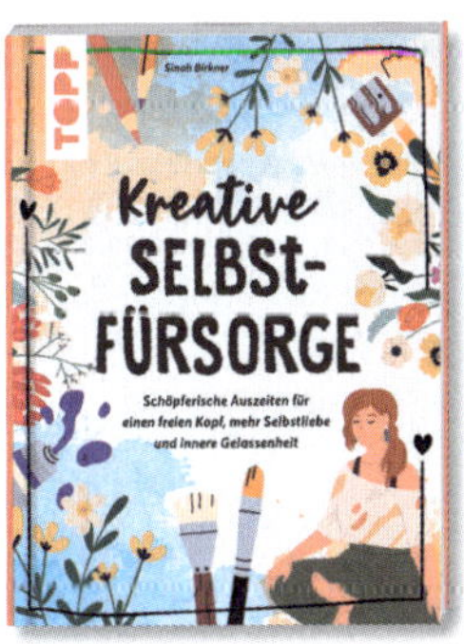

ISBN 978-3-7358-5077-5

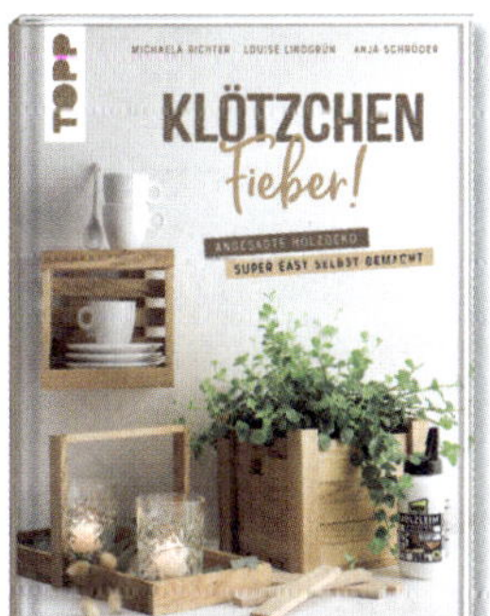

ISBN 978-3-7724-8085-0

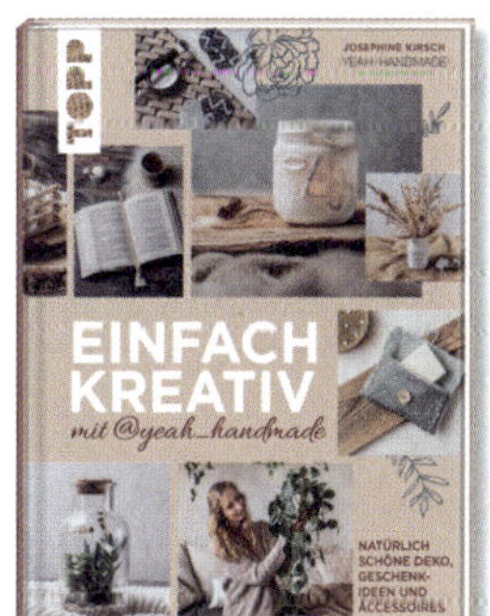

ISBN 978-3-7358-5125-3

Viele weitere Kreativ-Bücher findest du auf www.TOPP-kreativ.de

IMPRESSUM

Service-Hotline
Hast du Fragen oder gibt es ein Problem?
Wir helfen dir gern.

Ruf uns an oder schreib uns eine E-Mail:
Telefon: 0711 / 123 757 20*
*normale Telefongebühren
E-Mail: hilfe@frechverlag.de

Weitere Informationen zum Verlag und zu unserem gesamten Programm findest du unter:
www.toppkreativ.de

Der Download-Code lautet: 51740

Fotos: frechverlag GmbH, 70839 Gerlingen; lichtpunkt, Michael Ruder, Stuttgart
Autorenfoto: Stefanie Lippert

DIY-Anleitungen und Schrittfotos: Anne Mendes (S.64/65), Becky Haslbeck, (S.32-34, 280-283), Brigitte Zimmermann (S.158/159), Christa Buck (S.264), Dominik Meißner (S. 172/173), Eva Ebner-Trebsche (S.217), Eva Scharnowski , S.116, 209), Helga Spitz (S.22), Josephine Kirsch (S.224), Michaela Richter (S.84), Stefanie Lautenschläger, Simone Knappe (Decorize) (S.41), Stephanie van der Linden, Gabriela Moosa (S.23, 159), Susanne Pypke (S.79, 125, 134/135, 139, 181, 194, 250/251, 257), Susanne Wicke (S.101, 232)

Ausmalbilder: Mila Dierksen (S.45, 80, 121, 185, 205, 287)

Illustrationen: stock.adobe.com: AnyaLi (S.14), Haysahara (S.20, 130,256), Наталья Дьячкова (S.88, 167), Елена Кутузова (S.98), Vectorillustrator (S.200), Yana (S.190)

Produktmanagement und Lektorat: Eva Schrecklinger
Herstellung: Konstanze Laue
Layout & Satz: Inka Burgard Design, 70734 Fellbach
Covergestaltung: Petra Schmidt
Druck: DZS Grafik, Slowenien

1. Auflage 2024

ISBN 978-3-7358-5253-3 • Best.-Nr. 25253

FSC MIX Papier | Fördert gute Waldnutzung FSC® C106600 www.fsc.org

Penguin Random House Verlagsgruppe FSC® N001967